糖尿病肾病的分子机制与干预

Molecular Mechanisms and Interventions of Diabetic Nephropathy

谢 曦　黄河清　编著

中山大学出版社
SUN YAT-SEN UNIVERSITY PRESS

·广州·

版权所有　翻印必究

图书在版编目（CIP）数据

糖尿病肾病的分子机制与干预/谢曦，黄河清编著. —广州：中山大学出版社，2016.4
ISBN 978-7-306-05644-3

Ⅰ. ①糖⋯　Ⅱ. ①谢⋯ ②黄⋯　Ⅲ. ①糖尿病肾病—分子机制—干预　Ⅳ. ①R692

中国版本图书馆 CIP 数据核字（2016）第 052429 号

糖尿病 肾病的分子机制与干预
Tangniaobing Shenbing de Fenzi Jizhi yu Ganyu

| 出 版 人：徐　劲
| 策划编辑：曾育林
| 责任编辑：曾育林
| 封面设计：曾　斌
| 责任校对：马霄行
| 责任技编：何雅涛
| 出版发行：中山大学出版社
| 电　　话：编辑部 020-84111996，84113349，84111997，84110779
　　　　　　发行部 020-84111998，84111981，84111160
| 地　　址：广州市新港西路 135 号
| 邮　　编：510275　　　　传　真：020-84036565
| 网　　址：http://www.zsup.com.cn　E-mail:zdcbs@mail.sysu.edu.cn
| 印 刷 者：广东省农垦总局印刷厂
| 规　　格：787mm×1092mm　1/16　10 印张　200 千字
| 版次印次：2016 年 4 月第 1 版　2016 年 4 月第 1 次印刷
| 定　　价：30.00 元

如发现本书因印装质量影响阅读，请与出版社发行部联系调换

前　　言

糖尿病肾病是糖尿病的主要微血管并发症，而肾脏纤维化是糖尿病肾病的重要病理机制，是导致终末期肾衰竭的主要原因，危害严重。本书主要总结了国内外医药科研工作者通过一系列的研究所揭示的糖尿病肾病的分子病理机制，以及现有的和开发中的临床治疗药物。希望通过我们的整理综述，能为从事糖尿病肾病相关研究的科研工作者提供有意义的研究参考。

本书分上、中、下三编，在上编、中编除了整理他人的研究结果以外，还集中展示了我们课题组近十年来在肾病方面的部分研究成果，包括糖尿病肾病的分子机制研究和药物干预研究两个部分的研究内容。重点对 RhoA/ROCK 信号通路和细胞缝隙连接蛋白 connexin 43 在糖尿病肾脏纤维化中的介导作用研究进行了介绍，并且在此基础上探索了虎杖苷和黄连素对实验性糖尿病肾病的治疗作用，结果发现二者对实验性糖尿病肾脏纤维化都有较好的治疗效果。希望通过对我们科研成果的展示，为治疗糖尿病肾病药物的研究开发提供有价值的实验依据或为其他药学或医学科研工作者提供有意义的参考。在文章的下编部分，我们对糖尿病肾病患者的饮食治疗也做了相应介绍，希望对于没有专业研究背景的普通读者或者是糖尿病肾病患者也能提供积极的参考。

本书中他人研究成果都已注明出处，所展示的实验研究成果主要是谢曦博士等课题组成员在中山大学药学院、中山大学实验动物中心完成的。**谢曦博士现就职于海南大学海洋学院**，为此书的完成倾注了大量的心血，在书稿完成之际，由衷感谢谢曦博士所作出的辛勤努力。对课题组成员兰天博士、刘慰华博士、黄凯鹏博士、王金平硕士、李学娟硕士、姜琴硕士、李文渊硕士、章小燕硕士、彭晶硕士、郝洁硕士及其他同学所作出的系列研究工作表示衷心的感谢！对药理毒理实验室刘培庆教授、沈晓燕教授及其他老师所给予的指导、帮助表示衷心的感谢！同时对海南大学海洋学院所给予的支持表示衷心的感谢！

中山大学药学院　黄河清
2015 年 10 月

目　　录

上编　糖尿病肾病分子机制研究

第一章　糖尿病肾病的分子机制研究进展综述 …………………………… 2
第二章　介导糖尿病肾病的信号通路研究 ………………………………… 9
　第一节　RhoA/ROCK 信号通路在糖尿病肾病中的介导作用研究 …… 9
　　一、研究背景介绍 ………………………………………………………… 9
　　二、研究结果 …………………………………………………………… 10
　　三、研究讨论 …………………………………………………………… 19
　第二节　细胞缝隙连接蛋白 connexin 43 在糖尿病肾病中的介导作用研究 …… 22
　　一、研究背景介绍 ……………………………………………………… 22
　　二、研究结果 …………………………………………………………… 25
　　三、研究讨论 …………………………………………………………… 33
　第三节　RhoA/ROCK 信号通路通过调控 connexin 43 介导糖尿病肾病的研究 …… 39
　　一、研究背景介绍 ……………………………………………………… 39
　　二、研究结果 …………………………………………………………… 40
　　三、研究讨论 …………………………………………………………… 48

中编　抗糖尿病肾病药效研究

第三章　糖尿病肾病药物治疗现状和展望 ………………………………… 54
　第一节　降糖药物与影响肾素-血管紧张素系统的药物 ……………… 55
　　一、血糖控制的药物 …………………………………………………… 55
　　二、以肾素-血管紧张素-醛固酮系统为靶点的治疗药物 …………… 55
　第二节　抗氧化药物 ……………………………………………………… 55
　　一、维生素 C 和维生素 E ……………………………………………… 55
　　二、干预 Nrf2 的治疗 …………………………………………………… 56

第三节 抗炎症药物 …………………………………………………… 57
　　一、抑制 NF-κB …………………………………………………… 57
　　二、环氧合酶抑制剂 ……………………………………………… 57
　　三、PPAR-γ 激动剂 ……………………………………………… 58
　　四、其他抗炎药物 ………………………………………………… 58
第四节 糖尿病肾病治疗药物展望——新型的糖尿病治疗药物 ………… 59
　　一、GLP-1 ………………………………………………………… 59
　　二、DPP-IV 抑制剂 ……………………………………………… 60
　　三、SGLT-2 抑制剂 ……………………………………………… 60
第四章 抗糖尿病肾病药物干预研究 …………………………………… 62
　第一节 虎杖苷对高糖培养的肾小球系膜细胞 fibronectin 及 NF-κB 炎症
　　　　 信号通路的影响 …………………………………………… 62
　　一、研究背景介绍 ………………………………………………… 62
　　二、研究结果 ……………………………………………………… 63
　　三、研究讨论 ……………………………………………………… 72
　第二节 黄连素通过抑制 RhoA/ROCK 信号通路改善实验性糖尿病肾病 …… 76
　　一、研究背景介绍 ………………………………………………… 76
　　二、研究结果 ……………………………………………………… 77
　　三、研究讨论 ……………………………………………………… 86

下编　糖尿病肾病饮食治疗

第五章 糖尿病肾病食疗介绍 …………………………………………… 90

附录 本研究中使用的实验方法 ………………………………………… 105
参考文献 …………………………………………………………………… 119

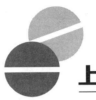

上编　糖尿病肾病分子机制研究

- 第一章　糖尿病肾病的分子机制研究进展综述
- 第二章　介导糖尿病肾病的信号通路研究

第一章　糖尿病肾病的分子机制研究进展综述

糖尿病肾病（diabetic nephropathy，DN）是糖尿病严重的慢性微血管并发症，肾小球硬化症和间质纤维化是其主要病理特征之一，在临床上具有较高的致死致残率。世界卫生组织（WHO）预计，到2030年，糖尿病患者将从2010年的2.85亿人增至4.39亿人，临床上超过1/3的糖尿病患者伴有糖尿病肾病的发生，最终发展为肾衰竭[1,2]。终末期肾脏衰竭患者行健康肾脏移植可在一定时期内维持肾脏健康功能，但在糖尿病背景下，肾衰还会再次出现，在肾源短缺和移植费用较高的情况下，大部分患者无法行肾脏移植，因此，终末期肾脏病便成为糖尿病致死致残的重要因素[3]。因此，针对糖尿病肾病发病机制研究以及开发治疗糖尿病肾病药物的研究，已经成为国内外医药领域研究的热点。

糖尿病肾病早期表现为肾小球滤过率增高，微量白蛋白尿，肾小球肥大和肾小球基底膜增厚，继而出现肾小球系膜细胞外基质扩展、肾小球硬化和间质纤维化，最终慢慢演变为肾脏衰竭。糖尿病肾病的主要病理表现为肾脏肥大，肾小球和肾小管基底膜增厚，足细胞丢失，肾小球血管系膜区扩张，以及纤维连接蛋白（fibronectin）和Ⅳ型胶原（collogen Ⅳ）等细胞外基质蛋白过度分泌沉积，导致弥漫性或节结性肾小球硬化，合并肾小管间质的纤维化，最终出现蛋白尿、肾脏功能衰竭等功能紊乱。肾小球系膜细胞（GMCs）过度增殖及纤维化成分过度表达在糖尿病肾病的病理进程中起着关键作用[4-6]。

糖尿病肾病发病机制复杂，高血糖是糖尿病初始致病因子，在血流动力学和代谢因子的相互作用下该并发症形成，并且该并发症的形成与遗传和环境因素也有密切关系[7,8]。目前的研究普遍认为，在长期高血糖作用下，可以通过氧化应激[9]、糖基化终末产物（AGEs）积聚[10]、肾素-血管紧张素-醛固酮系统异常[11]、炎症以及纤维化信号通路的激活等机制诱导糖尿病肾病的形成[6,12]。

（1）肾脏氧化应激增加。活性氧簇（ROS）是一类氧衍生的具有较强化学活性的分子，包括超氧阴离子、过氧化氢等，具有未配对电子的原子或原子团。氧化应激的产生是由于活性氧簇的量超过氧化剂清道夫的含量以及 NADPH/NADP$^+$ 比例的异常。在高血糖的环境下,葡萄糖激活肾脏细胞内的醛糖还原酶和多元醇通路,下调 NADPH/NADP$^+$ 的比例。血糖水平增加通过诱导产生新合成的二酰基甘油激活了蛋白激酶 C(PKC),PKC 激活线粒体内的 NADPH 氧化酶进而诱导氧化应激的增加,促进肾小球系膜区的扩张和基底膜的增厚,并介导内皮细胞功能的紊乱[13]。许多研究表明糖尿病状态下氧衍生的自由基含量增加,增加的活性氧簇和抗氧化剂的减少会对细胞组分造成损害[14]。活性氧簇的产生会导致肾脏足细胞中细胞外基质和纤维化因子的累加,损害足细胞[15]。NADPH 氧化酶、黄嘌呤氧化酶和微粒体酶都参与了氧自由基的形成过程。其中,NADPH 氧化酶被认为是调控活性氧产生的最重要的酶,葡萄糖和自由脂肪酸的代谢异常通过线粒体途径激活 NDAPH 氧化酶,进而激活蛋白激酶 C,从而诱导氧化剂的过量产生[16]。Nox4 为肾脏组织里主要表达的 NADPH 氧化酶,研究发现高糖条件下 Nox4 在肾脏组织的表达增加,并且介导了肾脏肥大和纤维连接蛋白表达的增加[17]。Nox4 的基因敲除鼠在糖尿病状态下,由高糖诱导的足细胞丢失现象可被缓解[18]。Nox4 的抑制剂可以独立于血糖调控而缓解 *db/db* 糖尿病小鼠的肾病症状[19]。大量的研究证实,糖尿病肾脏组织中活性氧的产生增加,并且糖尿病患者以及糖尿病动物模型血液中 8-羟基脱氧鸟嘌呤、异前列腺素和脂质超氧化物的含量明显增加[13,20-23]。胰岛素抵抗背景下可形成过多的游离脂肪酸,这些游离脂肪酸通过线粒体代谢的 β 氧化磷酸化可诱导氧化剂的产生[24]。啮齿类动物实验显示,氧化应激的增加与糖尿病肾病的病理进程关系密切,阻断多元醇通路或使用醛糖还原酶抑制剂可以减少高血糖对糖尿病肾脏的影响。高剂量的维生素 E 可以通过抗氧化有效缓解糖尿病啮齿类动物模型的肾脏病理变化[25]。

糖尿病状态下,肾脏中的活性氧增多的同时,抗氧化应激保护系统,如 Nrf2/ARE 信号通路的活性受到一定程度抑制,氧化应激和抗氧化应激的失衡诱导了上皮细胞的损伤以及 GMCs 过度合成纤维化成分[26]。Nrf2 是调控细胞内源性和外源性应激的适应性反应的转录因子,通过影响一系列级联通路调控有毒物质的去毒并发挥维持细胞氧化还原稳态的功能[27]。激活的 Nrf2 可以抑制人微血管内皮细胞中高糖诱导的活性氧的增加以及代谢功能的失调[28]。动物实验表明,激活肾脏组织的 Nrf2 可以改善氧化应激损伤、蛋白尿、肾脏肥大、细胞外基质增加以及基底膜增厚[29]。Keap1 是 Nrf2 的胞浆抑制蛋白,临床实验报道,keap1 抑制剂 bardoxolonemethyl,通过与 keap1 相互作用,促进 Nrf2 的入核,发挥抗氧化和抗炎作用,糖尿病肾病患者使用甲基巴多索隆（bardoxolone methyl）52周后，与安慰剂相比，能有效改善糖尿病肾脏功能。不幸的是，由于过高的死亡率，该化合物未能通过3期临床实验[30,31]。

(2) 糖基化终末产物（advanced glycation end products，AGEs）积聚[32]。糖基化终末产物是指在非酶促条件下，蛋白质、氨基酸、脂类或核酸等大分子物质的游离氨基与还原糖的醛基经过缩合、重排、裂解、氧化修饰后产生的一组稳定的终末产物[7]。AGEs的形成，改变了蛋白的功能，同时通过与AGEs受体（RAGE）相互作用，诱导肾脏细胞的病理反应。在糖尿病状态下，肾脏组织中AGEs含量明显增加。AGEs在肾脏的累积分布，与糖尿病肾病的病理进程有一定相关性。体外实验结果显示，在有或无高糖刺激的情况下，AGEs都能剂量和时间依赖性地促进细胞外基质成分如纤维连接蛋白、Ⅰ型和Ⅳ型胶原表达的增加[33]。AGEs作为糖尿病肾病的致病物质，可以激活肾小管上皮细胞中的NF-κB，激活肾小球系膜细胞中的TGF-β-Smad信号通路[34,35]。可溶的AGEs能够诱导体外培养的人肾小球系膜细胞CTGF和纤维连接蛋白的表达[36]。AGEs的形成可以通过与其受体RAGE相互作用诱导肾脏足细胞中单核趋化蛋白-1（MCP-1）的表达，并且诱导足细胞中活性氧的过量产生，从而损害足细胞[37]。在糖尿病肾病进程中，AGEs可以通过诱导肾脏细胞外基质合成和降解之间失衡，导致胶原、纤维连接蛋白和层粘连蛋白的过度累积，促进肾脏纤维化的形成[38]。糖化胶原形成后，在分子内部或分子间交联，会导致组织结构的改变，包括组装密度表面电位的异常，并且表现为硬度增加、热学稳定性降低，并且抵抗蛋白水解消化作用[39]。不同基质分子之间的相互作用也可能被AGEs修饰所破坏，层粘连蛋白和纤连蛋白与胶原4和肝素蛋白多糖之间的亲和性在其被AGEs修饰后大大降低[40]。糖化作用还能抑制Ⅳ型胶原和层粘连蛋白分子之间的自身聚合反应。

上述这些改变较明显地出现在肾小球基底膜，该部位的胺类的化学交联导致蛋白通透性的增加，可能诱导蛋白尿的出现[41]。敲除RAGE后，糖尿病肾病进程被明显延缓[42]。糖尿病性的RAGE敲除小鼠表现出蛋白尿、高滤过、肾小球硬化、线粒体和细胞中的超氧化物增加这些肾病现象明显缓解[43]。大部分AGE的抑制剂都能通过下调氧化应激、减少活性氧的产生而缓解糖尿病肾病症状[44]。相关研究还提示，AGEs和RAS之间存在相互作用，血管紧张素转化酶抑制剂和血管紧张素受体抑制剂都可减少AGE的产生[45]，普伐他汀被证实可以通过抑制RAGE的表达，进而抑制AGEs诱导的凋亡和肾小管细胞中不对称二甲基精氨酸（一种内源性的一氧化氮合酶抑制剂）的产生，提示AGE抑制剂和RAS抑制剂的联合使用可以产生协同作用，对抗糖尿病肾病[46]。

（3）慢性炎症。虽然传统观念认为代谢异常和血流动力学异常是糖尿病肾病的主要诱因，但是越来越多的证据显示炎症过程和免疫细胞都在一定程度上参与了糖尿病肾病的病理进程[47,48]。免疫系统的异常和慢性炎症在糖尿病并发症，包括糖尿病肾病的病理进程中发挥了重要作用。糖尿病状态下的代谢因素、生化因素、血流动力学因素以及精神问题都可能成为炎症的诱因[13]。

相当多的研究提示，细胞因子、趋化因子、生长因子、黏附分子、核因子以及免疫细胞都参与了糖尿病肾病的病理进程[49,50]。巨噬细胞被认为是导致肾脏损害的主要炎症细胞之一，其在肾脏组织的浸润聚集与糖尿病肾病的严重程度相关，高血糖诱导巨噬细胞产生趋化因子，进而细胞产生干扰素-γ[51]。研究发现，在糖尿病患者血液中干扰素-γ的含量高于正常人，干扰素-γ通过免疫反应对糖尿病肾病进程产生促进作用[52,53]。DM 状态下，体内高血糖[54]、糖基化蛋白终产物（AGEs）[55]、氧化应激[56,57]、蛋白尿[58]、内皮素－1[55]、血管紧张素受体Ⅱ（AngⅡ）[59,60]等均可激活 NF-κB。NF-κB 被持续过度地激活或表达后，可上调前炎症介质/炎症介质以及相关酶类，引起大量的炎性细胞积聚浸润，导致炎症反应持续并加重[61,62]。体内研究发现，DN 患者肾皮质的肾小管内皮细胞、肾小球足细胞及内皮细胞中 MCP-1 等蛋白随 NF-κB 的激活呈依赖性表达增加[63]。糖尿病肾病患者的末梢血单核细胞的 NF-κB DNA 的结合活性高于无肾脏并发症的糖尿病患者，且这种结合活性的增强与蛋白尿浓度相关[57]。肾小球细胞外基质蛋白的过度累积是糖尿病肾病的主要病理改变之一。研究发现，NF-κB 激活后，可以通过调节肾小球系膜细胞分泌的多种促纤维化因子，如 VIAM-1、ICAM-1、IL-6 和 TGF-β 等，促进系膜细胞的增殖和肥大，最终加剧肾小球细胞外基质的积聚，从而促进糖尿病肾病的发生、发展[64-68]。NF-κB 的激活可上调肾小管波形蛋白表达，促使间质纤维化加重[66]。一些对抗炎症的药物在糖尿病肾病的研究中也显示出积极意义，被用来治疗糖尿病肾病。单核细胞趋化蛋白在糖尿病肾脏组织中明显增加，诱导巨噬细胞浸润导致肾损伤。单核细胞趋化蛋白的基因敲除鼠对糖尿病肾病具有一定抗性，使用单核细胞趋化蛋白的抑制剂也能在一定程度上对抗糖尿病肾病[69]。肿瘤坏死因子-α（TNF-α）主要由单核细胞和巨噬细胞产生，在糖尿病肾脏中高表达，使用 pentoxifylline，抑制 TNF-α 的信使 RNA 水平，和血管紧张素受体阻断剂合用可以减少糖尿病肾病状态下的蛋白尿水平[70]。许多研究都证实炎症信号转录因子 NF-κB 在糖尿病肾病病理进程中发挥了重要作用，使用过氧化物酶体增殖激活受体－γ、血管紧张素受体阻断剂或聚硫酸酯戊糖酸抑制 NF-κB 的活性，都能在一定程度上延缓糖尿病肾病的进程[13]。mTOR 信号通路与炎症关系密切，mTOR 是一种丝氨酸/苏氨酸激酶，介导细胞的增殖，对细胞的存活和细胞体积的变化有重要作用。雷帕霉素作为 mTOR 的抑制剂，可以有效减少糖尿病肾脏系膜区的扩展及肾小球基底膜的增厚。雷帕霉素也能减少糖尿病肾病进程中肾脏组织中的炎症细胞如单核细胞和巨噬细胞的浸润，减少促炎症因子和趋化因子的释放[71]。

（4）肾素血管紧张素系统的异常。在糖尿病肾病病程中，血管紧张素 Ⅱ 的活性增加，其通过对血流动力学的影响，增加肾小球毛细血管压力；通过非血流动力学的影响，促进肾脏细胞肥大和细胞外基质的累积。血管紧张素 Ⅱ 诱导全身的血管收缩，增加肾小球小动脉抗性和毛细血管压力，上调肾小球毛细血管通透性，减少滤过表面积，刺激肾脏细胞外基质蛋白的增加和促进肾脏细胞增殖，从而诱导糖尿病肾病的病理进程，上述作用主要通过血管紧张素 Ⅱ 与血管紧张素 1 型受体（AT1）的相互作用实现[72-74]。血管紧张素 Ⅱ 还能导致炎症和细胞凋亡，促进 TGF-β 和 MCP-1 的生成[75]。基于以上研究，血管紧张素转化酶抑制剂和 AT1 拮抗剂成为糖尿病肾病治疗的有效药物，不论是 1 型糖尿病还是 2 型糖尿病患者，二者对其肾脏病变都有较好疗效，能有效缓解糖尿病肾病患者或模型动物的血流动力学异常，改善系膜和肾小管上皮细胞的肥大[76,77]。Masako Furukawa 课题组的研究发现，AT1 抑制剂坎地沙坦（candesartan），能在不影响葡萄糖代谢的情况下降低血压和肾小球系膜细胞中细胞外基质的累积，并且减少 ACR 和 Ⅳ 型胶原的分泌[78]。TGF-β 是一种组织修复过程中重要的纤维化因子，研究很早就发现，高糖和血管紧张素 Ⅱ 能够通过激活 TGF-β 进而促进胶原的合成[79]。在此基础上，上述研究小组发现，糖尿病 KK 小鼠的肾小球中 TGF-β 的含量明显上调，给予 AT1 抑制剂坎地沙坦（candesartan）后，能明显降低肾小球中 TGF-β 的含量，同时肾小球中 Smad7 的含量明显增加，而 Smad7 被普遍认为是 TGF-β 信号通路的负性调控者。上述研究表明，TGF-β/Smad7 信号通路在糖尿病肾脏纤维化中具有重要作用，通过抑制血管紧张素 1 型受体，可以调控该信号通路，改善糖尿病肾病。

（5）SphK1-S1P（sphingosine kinase 1-sphingosine 1-phosphate）信号通路在糖尿病肾病中的作用。近年来，SphK1-S1P 信号通路与糖尿病肾病病变关系的研究开始受到关注。研究发现，用高糖或 AGEs 处理 GMCs 后，SphK1 活性增强、S1P 增高，诱使 GMCs 增殖；观察链脲佐菌素诱导大鼠糖尿病模型后肾脏中 SphK1 活性和 S1P 量的变化，结果发现随着肾小球系膜细胞的增殖，肾脏中 SphK1 活性和 S1P 含量均显著增加，提示在糖尿病肾病（损害）状态下存在 SphK1/S1P 信号通路的激活，SphK1/S1P 信号通路可能参与了 GMCs 增殖、细胞外基质积聚，以致肾脏纤维化的病理进程[80-82]。在此基础上，我们课题组研究发现S1P可显著增加肾小球系膜细胞AP-1的DNA活性，采用AP-1的抑制剂姜黄素可显著抑制S1P诱导的AP-1活性。S1P可上调fibronectin mRNA和蛋白表达，而AP-1抑制剂显著逆转了S1P诱导的fibronectin表达。同时观察到高糖刺激GMCs导致AP-1的DNA结合活性显著增加，高糖诱导AP-1活化可以完全被SphK1的抑制剂DMS所阻断，而高糖无法激活转染表达了突变型SphKG82D系膜细胞中的AP-1活性。上述研究提示SphK1-S1P信号通路对核因子AP-1活性的调节起关键作用，活化AP-1的DNA结合活性是高糖激活SphK1-S1P信号通路、上调GMCs的fibronectin表达的重要机制[83]。本课题组进一步研究还发现，糖尿病状态下，SphK1-S1P信号通路与AP-1存在正反馈调节机制，该正反馈调节机制是高糖状态下GMCs中SphK1-S1P信号通路持续活化，并诱导fibronectin表达水平明显增加，进而促进糖尿病肾病发生发展的重要分子基础[84]。综上所述，SphK1-S1P信号通路的激活在糖尿病肾病病理进程中发挥了重要介导作用，开发SphK1-S1P信号通路的抑制剂对糖尿病肾病的治疗可能具有积极意义。

除上述因素之外，遗传易感因素、体内代谢紊乱、血流动力学改变、肾小球细胞外基质积聚、多种细胞因子表达增多、凝血机制异常等诸多因素也与糖尿病肾病的发病机制相关。目前，糖尿病肾病的防治措施包括严格的血糖和血压控制。在大型临床实验中显示，越早进行血糖控制，越能有效改善肾病进程。许多研究也显示血压控制对糖尿病肾病经常能起到缓解作用。对于发展到蛋白尿/肌酐率增加的患者，可通过药物抑制肾素-血管紧张素-醛固酮系统，从而降低蛋白尿/肌酐率。糖尿病肾病的防治措施还包括控制饮食、纠正脂代谢紊乱、逆转胰岛素抵抗、减少蛋白尿、保护肾功能和积极治疗并发症。然而，以上措施仍然不能达到满意的治疗效果，部分化学药物长期使用存在一定程度的毒副作用，如临床上长期使用的胰岛素增敏剂艾可拓被美国FDA认为具有诱导膀胱癌的风险。因而，进一步明确糖尿病肾病的病理生理机制，寻找潜在的药物靶点，开发有效低毒的药物，一直是糖尿病肾病研究领域的热点和难点。

对于糖尿病肾病患者，在合理使用药物治疗的情况下，健康的生活习惯和适当的运动能使药物的效应事半功倍。糖尿病肾病患者进行适当的运动锻炼可以改善代谢风险因子，如血压、血糖、血脂和氧化应激分子。糖尿病肾病患者进行适当的体育锻炼可以通过以下两个方面改善肾病症状：①体育锻炼可以通过改善代谢参数如血脂、血糖、血压和体重，减轻肾脏负担[85]。运动可以通过影响一氧化氮的产生改善糖尿病肾病患者的健康状态[86]。②限制热量摄取和运动诱导的体重减轻，可以增加糖尿病肾病患者体内胰岛素的敏感性，有利于血糖调控[87]。另有研究发现，在不改变代谢的情况下，锻炼也可以改善肾脏组织形态[85]。对链脲佐菌素诱导的糖尿病大鼠给予健康饮食和适量运动干预，对比高脂饮食和不运动组，能明显缓解糖尿病肾脏损伤，肾脏组织中 NF-κB 的活性明显下调，单核细胞趋化蛋白-1（MCP-1）的蛋白含量也显著下调[88]。糖尿病肾病动物 KK-Ay 小鼠通过运动训练，在体重和血糖状态没有明显变化的情况下，尿 NAG 水平和尿中 ACR 含量都得到一定程度的改善[89]。也有研究显示，运动可以减少糖尿病动物肾脏 MCP1 和巨噬细胞的浸润。糖尿病动物模型研究发现，低强度的运动比起中等强度的运动，更有益于恢复肾脏功能，当然还需要更多的研究来确定一个合适的运动强度[85]。

第二章　介导糖尿病肾病的信号通路研究

为了进一步明确糖尿病肾病的发病机制，寻找更有效的糖尿病肾病药物治疗靶点，我们成立了以黄河清教授为领导，以谢曦博士为主要负责人的研究团队。在该领域已有研究的基础上，我们的团队以 RhoA/ROCK 信号通路和细胞缝隙连接蛋白 connexin 43 为研究对象，对糖尿病肾病的机制进行了深入探索，我们的研究成果展示如下。

第一节　RhoA/ROCK 信号通路在糖尿病肾病中的介导作用研究

一、研究背景介绍

Rho GTPases 是 Ras 超家族成员之一，属于小分子量 G 蛋白。Rho GTPases 家族包括 RhoA、RhoB、RhoC。丝氨酸/苏氨酸激酶 Rho-激酶是目前为止研究最多的 RhoA 下游靶蛋白。绝大多数 Rho GTPases 都像一个"分子开关"，在激活状态（与 GTP 结合）和失活状态（与 GDP 结合）之间循环。Rho GTPases 的状态受三种蛋白的调控：鸟嘌呤核苷酸交换因子（GEFs）催化 GTP 与 Rho 蛋白结合，Rho 呈现激活状态。激活的 Rho 再被异戊烯化，随后 Rho 转位到细胞膜，激活下游相关蛋白，诱导生理效应产生。GTPase-激活蛋白（GAPs）通过诱导 Rho 蛋白的催化活性，水解 GTP 为 GDP。鸟嘌呤分离抑制因子（RhoGDIs）通过隐藏 Rho GTPases 的异戊二烯醇基团，将 Rho GTPases 滞留在细胞浆中。RhoGDIs 还通过阻止 GDP 与 Rho GTPases 的分离，使 Rho GTPases 处于无活性状态。RhoGDIs 与 Rho GTPases 的分离是 GEFs 激活 Rho GTPases 的关键。除了以上三种蛋白外，Rho GTPases 的活性也受磷酸化调控。蛋白激酶 A 和 G，通过丝氨酸磷酸化 Rho GTPases，阻止 Rho GTPases 的泛素化和蛋白酶体降解。Rho GTPases 与 GTP 结合后，与许多效应分子相互作用，诱导信号级联反应，促进一系列的细胞响应[93,94]。在 Rho GTPases 的下游效应分子中，Rho-相关激酶（ROCKs）是目前研究最多的一种蛋白。在哺乳动物中，ROCKs 包括两种亚型：ROCK1（也被称为 ROKβ）和 ROCK2（也被称为 ROKα）。RhoA 结合

GTP 活化后与下游激酶 ROCK 的卷曲螺旋结构结合,使其发生多个氨基酸位点的磷酸化而被激活,并介导下游一系列磷酸化/脱磷酸化反应[95],调控包括细胞收缩、迁移、黏附、细胞周期和基因表达等[96]。既往研究发现,RhoA/ROCK 信号通路的激活,在动脉高压[97]、心脏病[98]、脑卒中[99]、AD[100]等心脑血管疾病的发病过程中都发挥了一定的介导作用。

相关研究表明,链脲佐菌素诱导的糖尿病大鼠肾脏皮质中,RhoA 转位到细胞膜上[101]。在体外高糖培养的肾小球系膜细胞中也观察到了 RhoA 的激活[102]。运用 ROCK 抑制剂 Y27632 和法苏地尔,发现其能改善糖尿病模型动物肾脏通透性[103]和肾脏血流动力[104,105],改善肾脏代谢参数[106],减少肾脏氧化应激[107]和细胞外基质累积[108,109],从而减缓糖尿病肾病的病变进程。上述研究结果提示我们,RhoA/ROCK 信号通路的激活与糖尿病肾病的发生、发展关系密切。鉴于糖尿病状态下,肾脏核转录因子 NF-κB 炎症信号通路的激活,是引起 fibronectin 等细胞外基质形成、促进糖尿病肾病病变进程的重要机制,那么,在糖尿病状态下,活化的 RhoA/ROCK 信号通路是否在一定程度上参与调控了肾脏 NF-κB 的活性、导致肾脏出现炎性反应,进而促进了 fibronectin 等细胞外基质的积聚,最终促使糖尿病肾病形成,有待研究证实。

据此,我们拟从体内动物实验和体外细胞实验两部分探讨糖尿病肾病中 RhoA/ROCK 信号通路是否参与了 NF-κB 活性的调控,从而通过介导肾脏的炎性反应促进了糖尿病肾病的形成。我们使用高糖培养原代大鼠肾小球系膜细胞,观察 ROCK 抑制剂 Y27632 对肾小球系膜细胞 NF-κB 及 fibronectin 等相关炎性指标的影响。RhoA 突变质粒(持续活化质粒 RhoAQ63L 和活性抑制质粒 RhoN19)也被我们用于细胞水平的探索,以进一步确定 RhoA/ROCK 信号通路对 NF-κB 活性的调控。体内实验通过链脲佐菌素(STZ)诱导糖尿病的 Sprague Dawley(SD)大鼠,给予 ROCK 抑制剂法苏地尔观察其对糖尿病肾病的改善作用,以及对肾脏组织中 NF-κB 及其相关炎症分子的影响。

二、研究结果

体内和体外研究结果提示,在实验性糖尿病肾病中 RhoA/ROCK 信号通路参与了 NF-κB 的活化,通过影响 NF-κB 的活性进而调控下游炎症相关蛋白 ICAM-1、TGF-β 和细胞外基质蛋白 fibronectin 的合成表达,促进糖尿病肾病的发展,抑制 RhoA/ROCK 信号通路能有效阻抑 NF-κB 炎症信号通路的激活,进而缓解糖尿病肾病的病变进程。

1. 肾小球系膜细胞中,高糖同时激活 RhoA/ROCK 信号通路和 NF-κB 信号通路

非病理情况下,NF-κB 与抑制性蛋白 IκB 结合存在于胞浆中,在炎性或某些物理刺激存在的情况下,IKK 活化,丝氨酸磷酸化 IκB,IκB 降解,NF-κB p65 转位进入细胞核;ROCK 激活后,主要的底物是肌球蛋白轻链磷酸酶

(MYPT),所以,MYPT 的磷酸化水平也被作为 ROCK 活化的标记物[110]。文献中记载,糖尿病动物肾脏组织和体外高糖刺激的 GMCs 中可分别观察到 RhoA 从胞浆中转位到细胞膜[92],NF-κB 的活性也出现上调[92]。为了确定 RhoA/ROCK 和 NF-κB 在糖尿病下是否同时被激活,我们在 0～90 min 范围内用高糖(30 mM)刺激 GMCs,结果显示,30 min 时,RhoA 结合 GTP 和 MYPT-Thr853 磷酸化出现峰值(图 2 – 1A、B),同时,NF-κB p65 核转位也在 30 min 左右出现最大值(图 2 – 1C)。随着时间延长,RhoA 活化、MYPT 磷酸化和 NF-κB p65 入核都逐渐减弱。使用甘露醇(30 mM)作为渗透压对照,对 RhoA 与 GTP 结合和 NF-κB p65 入核没有影响(图 2 – 1D)。

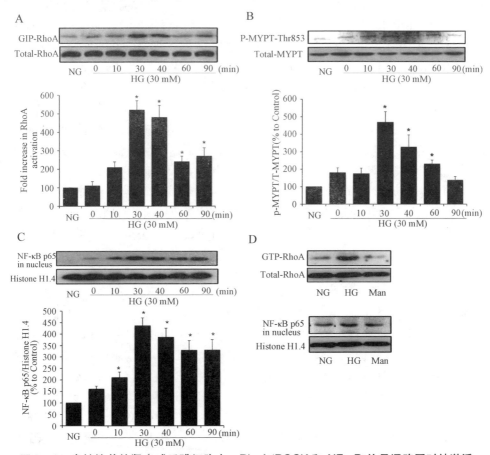

图 2 – 1　高糖培养的肾小球系膜细胞中,RhoA/ROCK 和 NF-κB 信号通路同时被激活

注:A 图为采用 Pull-down assay 检测细胞被高糖(30 mM)刺激后 GTP-RhoA 在不同时间节点的活性。B 图为采用 Western blotting 检测细胞被高糖(30 mM)刺激后,作为 ROCK 活化的标记物 MYPT-Thr83 在不同时间节点的磷酸化水平。C 图为采用 Western blotting 检测细胞被高糖(30 mM)刺激后,NF-κB 在不同时间节点的核转位情况。D 图为用甘露醇(30 mM)刺激 30 min 作为参透压对照,结果显示对 RhoA/ROCK 或 NF-κB 的活性没有影响。* $P < 0.05$ vs. 正常组。

2. 在肾小球系膜细胞中，阻断 RhoA/ROCK 信号通路能够抑制高糖诱导的 NF-κB p65 核转位

为了明确 RhoA/ROCK 信号通路是否参与了高糖诱导的 NF-κB p65 的入核，我们使用了 ROCK 的抑制剂 Y27632。Y27632 作用于 ROCK 的 ATP 依赖的激酶区域，能够同时抑制 ROCK1 和 ROCK2，具有相对特异性[111]。Western blotting 的结果显示，Y27632 能够明显抑制高糖诱导的 NF-κB p65 的入核和 I-κB 总蛋白的降解（图 2-2A、B）。我们进一步通过转染 RhoA 持续活化质粒 RhoAQ63L 和活性缺失质粒 RhoN19，发现与高糖刺激相似，转染持续活化质粒 RhoAQ63L 可以明显诱导 p65 的入核，而 RhoN19 则明显抑制高糖诱导的 p65 的入核（图 2-2C）。免疫荧光的结果也显示，高糖刺激和转染 RhoAQ63L 能明显增加 NF-κB p65 的核转位，荧光主要聚集在细胞核内，而 Y27632 和 RhoN19 能抑制高糖诱导的 NF-κB p65 荧光在核内的聚集（图 2-3A、B）。根据以上研究结果，我们认为，无论是通过高糖激活 RhoA，还是单纯上调 RhoA 活性，都能增加肾小球系膜细胞中 NF-κB p65 的入核。使用抑制剂 Y27632 阻断 ROCK 活性或者利用活性缺失质粒 RhoN19 削弱 RhoA 的活性，能明显抑制高糖诱导的 NF-κB p65 入核，提示在高糖刺激下，NF-κB 的活性受到 RhoA/ROCK 信号通路的调控。此外，高糖和转染 RhoAQ63L 能明显诱导细胞骨架 F-actin 的聚集增加，而 Y27632 和 RhoN19 则能有效抑制高糖的这种诱导作用。由于细胞骨架 F-actin 的重构增多，是 RhoA/ROCK 信号通路活化后细胞出现的标志性变化，所以，F-actin 的结果提示转染的质粒 RhoAQ63L 和 RhoN19 在肾小球系膜细胞中工作正常（图 2-3C）。

3. ROCK 的抑制剂能降低高糖诱导的 NF-κB p65 的 DNA 结合活性

NF-κB 入核以后需要和靶基因启动子上的 DNA 结合序列结合，才能启动下游靶基因的转录[112]。为了进一步确定 RhoA/ROCK 信号通路对 NF-κB 的调控，我们使用凝胶迁移实验观察 ROCK 的抑制剂 Y27632 对高糖诱导的 NF-κB 的 DNA 结合活性的影响。首先，与正常对照组相比，高糖刺激 2 h 能明显诱导 NF-κB p65 与具有 NF-κB 结合位点的生物素标记探针结合。在该时间点下，高糖刺激同时加入 Y27632，对比模型组，NF-κB p65 生物素标记探针复合物的形成明显减少；同样 NF-κB 抑制剂 PDTC 处理组对比模型组，NF-κB p65 与生物素标记探针复合物的形成亦显著减少（图 2-4）。凝胶迁移实验从 NF-κB 的 DNA 结合活性方面进一步证实，高糖诱导的 NF-κB 的激活依赖于 RhoA/ROCK 信号通路。

4. 阻断 RhoA/ROCK 信号通路能够抑制高糖诱导的 FN、ICAM-1 和 TGF-β 蛋白的上调

ICAM-1 和 TGFβ 都是受 NF-κB 调控的下游靶基因，是促进肾病的重要蛋

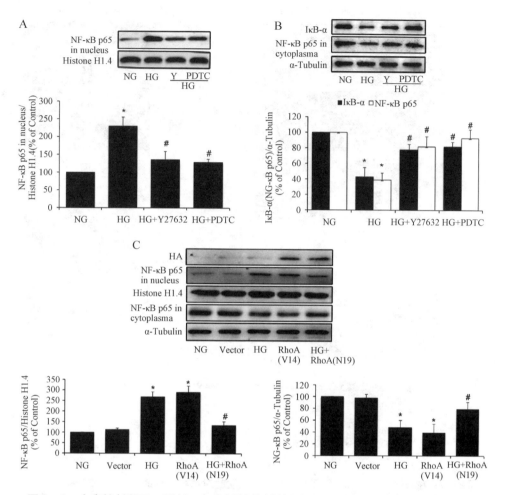

图 2-2　在高糖刺激下，GMCs 中 ROCK 抑制剂 Y27632 和 RhoA 突变质粒对 NF-κB p65 核转位和 IκB-α 蛋白水平的影响

注：A 图为使用 Y27632 或转染 RhoA 突变质粒处理高糖（30 mM）培养的 GMCS 细胞一定时间。细胞提取物供 Western bloting 检测 NF-κB p65 和 IκB-α 的表达。结果显示，Y27632 可抑制高糖刺激的细胞核中 NF-κB p65 的表达。B 图为 Y27632 增加高糖刺激的 NF-κB p65 和 IκB-α 蛋白在细胞浆中的表达。PDTC 和 NF-κB 抑制剂作为阳性对照。C 图为高糖刺激或转染 Rho（V14）都能增加 NF-κB p65 的核转位和减少 GMCs 胞浆中的 NF-κB p65。转染 RhoN19 能抑制高糖诱导的 NF-κB p65 在核中的表达和增加高糖抑制的 NF-κB p65 在胞质中的表达。第一条泳道展示了免疫印记的结果，说明带有 HA 标签的外源性 RhoA 蛋白有表达。每个结果重复 3 次以上，并且结果一致。$^*P<0.05$ vs. 正常组。$^\#P<0.05$ vs. 30 mM 葡萄糖组。

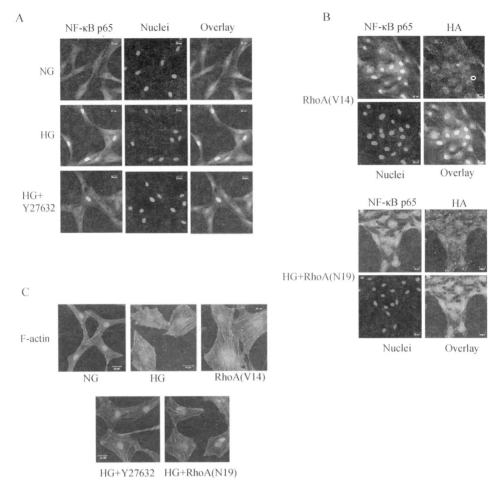

图2-3 在GMCs中,Y27632和RhoA突变质粒对高糖诱导的NF-κB p65核转位的
影响及actin应激的形成

注:高糖(30 mM)培养的GMCs细胞使用Y27632处理或转染RhoA突变质粒一定时间,NF-κB p65核转位及actin应激的形成在激光共聚焦显微镜下通过immunofluorescent staining进行染色。A图和B图为高糖和Rho(V14)转染增强的核转位及Y27632和Rho荧光免疫检验法(V19)转染抑制高糖诱导的NF-κB p65核转位(分辨率400×)。C图为使用共聚焦显微镜分析Y27632和Rho(V19)转染对高糖诱导的GMCS细胞中actin骨架聚集(分辨率630×)。绿色荧光代表NF-κB p65的聚集,红色荧光代表F-actin的聚集,蓝色代表细胞核。标尺比例为20 μm。

白[92],在糖尿病状态下,二者的蛋白表达均出现上调,在糖尿病肾脏损伤中发挥了重要作用[92]。本研究中观察到,高糖刺激肾小球系膜细胞24 h后,ICAM-1和TGF-β的蛋白表达增加,使用ROCK的抑制剂Y27632能有效逆转高糖诱导二者蛋白水平的上调。提示阻断RhoA/ROCK信号通路可以通过抑制

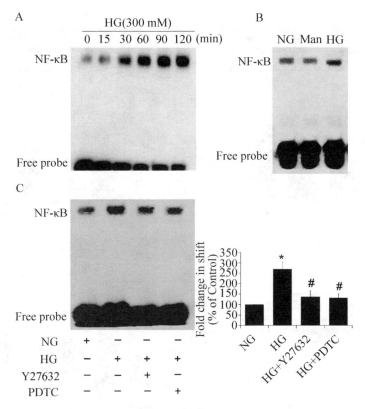

图2-4 通过凝胶迁移电泳实验技术检测在GMCs中，Y27632抑制高糖诱导的NF-κB的DNA结合活性

注：A图为使用高糖（30 mM）培养GMCs一定时间，高糖（30 mM）培养的GMCs导致NF-κB的DNA结合活性显著增强，并在培养2 h后达到最大值。B图为GMCs培养在等体积的甘露醇（泳道2）和高糖（30 mM，泳道3）中。C图为GMCs培养在高糖（30 mM）（泳道2）、高糖加Y27632（10 μM，泳道3）、高糖加PDTC（100 μM，泳道4）和无高糖（30 mM，泳道1）中。通过凝胶迁移电泳实验技术，使用生物素结合探针检测细胞核提取物。每个结果重复3次以上，并且结果一致。$^*P<0.05$ vs. 正常组。$^\#P<0.05$ vs. 30 mM 葡萄糖组。

NF-κB p65的入核及其与DNA的结合活性进而抑制其下游致炎靶基因的转录和蛋白合成。细胞外基质的累积是糖尿病肾病的主要病理改变，fibronectin是细胞外基质的主要成分之一，也受NF-κB的调控。与正常糖处理组相比，高糖刺激和转染持续活化质粒RhoAQ63L，都能显著诱导fibronectin的蛋白表达，使用Y27632和转染功能失活质粒RhoN19能逆转高糖诱导的fibronectin的蛋白上调（图2-5）。

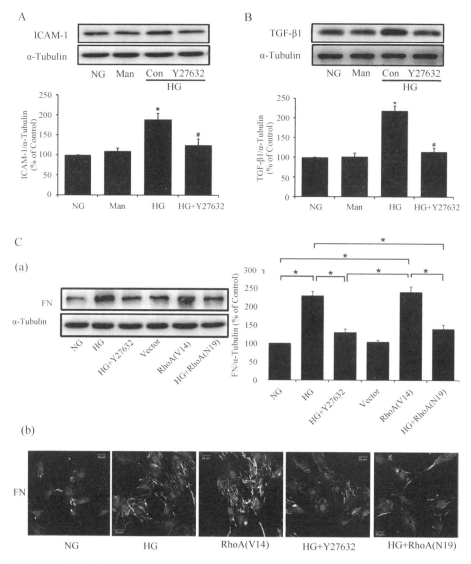

图 2-5 通过 Western bloting 检测 Y27632 或者转染 RhoA (N19) 抑制高糖诱导的 ICAM-1、TGF-β1 和 FN 蛋白表达

注：A 图和 B 图为 Y27632 对在高糖培养的 GMCs 中 ICAM-1 和 TGF-β1 蛋白表达产生影响。C 图为高糖和转染 RhoA (N14) 增强了 fibronecin 蛋白表达。Y27632 或者转染 RhoA (N19) 抑制高糖诱导的 fibronetcin 蛋白表达。C (b) 图为使用共聚焦微镜激光扫描的 fibronecin 免疫荧光分布图。（分辨率400 ×）。绿色荧光表示 fibronectin 的位置。每个结果重复 3 次以上，并且结果一致。* $P < 0.05$ vs. 正常组；# $P < 0.05$ vs. 30 mM 葡萄糖组；§ $P < 0.05$ vs. RhoA (N14)。标尺比例为 20 μm。

5. RhoA/ROCK 信号通路的激活与实验糖尿病动物肾脏损伤关系密切

当前研究中，细胞实验提示，RhoA/ROCK 信号通路在肾小球系膜细胞中参与了 NF-κB 调控的炎性反应，我们进一步在体内实验中确证该推论。我们使用链脲佐菌素诱导的糖尿病大鼠模型，给予 ROCK 抑制剂法舒地尔，从高血糖形成开始持续给药 12 周。模型动物肾脏体重比，禁食后血糖值、血尿素氮、血尿肌酐和蛋白尿与正常组动物相比，上升明显，差异有统计学意义。法舒地尔给药组与模型动物相比，禁食后血糖值、血尿素氮、血尿肌酐差异没有统计学意义，但能明显减少蛋白尿的形成（表 2-1）。通过 HE 染色、PAS 阳性染色和 Masson 染色观察到糖尿病大鼠肾小球基质生成增多，系膜区扩张，肾小球内膜与肾小球囊发生粘连。给予法舒地尔 12 周后，能有效减少糖尿病大鼠肾小球的基质累积、改善肾小球形态学的异常（图 2-6 A、B）。

表 2-1 链脲佐菌素诱导的糖尿病大鼠模型临床表征

参　　数	正常组 ($n=8$)	糖尿病组 ($n=8$)	糖尿病+法舒地尔 ($n=8$)
体重（g）	490 ± 8.12	310 ± 18.14^a	325.16 ± 19.7^a
肾重（g）	2.34 ± 0.17	3.41 ± 0.65^a	3.59 ± 0.75^a
肾重/体重（%）	0.67 ± 0.05	1.10 ± 0.07^a	1.08 ± 0.03^a
血糖（mM）	5.14 ± 0.541	23.6 ± 3.01^a	20.91 ± 1.65^a
血尿素氮（mM）	6.28 ± 1.09	13.53 ± 3.55^a	13.30 ± 3.09^a
血肌酐（μM）	28.00 ± 4.24	41.43 ± 10.08^a	38.83 ± 9.91^a
蛋白尿（mg/24 h）	14.461 ± 3.73	100.74 ± 12.87^a	62.18 ± 19.48^{ab}

注：①数据表示为均数 ± 标准差，$^a P < 0.01$ vs. 正常组，$^b P < 0.05$ vs. 糖尿病组 by ANOVA。
②以正常大鼠作为空白对照，观察使用或不使用法舒地尔 [10 mg/(kg·d)] 处理的。

6. 糖尿病大鼠肾脏组织中 RhoA/ROCK 信号通路和 NF-κB 的激活状态

在高糖刺激的肾小球系膜细胞中观察到 RhoA/ROCK 信号通路和 NF-κB 的激活后，我们进一步在实验糖尿病大鼠的肾脏组织中进行确证。与正常大鼠相比，糖尿病大鼠肾脏皮质中，RhoA 膜转位和 MYPT 磷酸化程度明显增加，法舒地尔能有效抑制 MYPT 的磷酸化（图 2-7A、B）。肾脏免疫组化结果显示（图 2-8A），相比正常对照组的大鼠肾脏组织，链脲佐菌素诱导的糖尿病大鼠肾脏组织中，细胞胞浆和胞核，特别是细胞核中，NF-κB p65 的阳性染色明显增多。给予法舒地尔 12 周后，大鼠肾脏组织中 NF-κB p65 的阳性染色与模型组比较明显减少。结合肾脏皮质的 Western blotting 结果，模型动物肾脏皮质中 IκB-α 蛋白降低明显，给予两组药物处理后能有效抑制 IκB-α 蛋白的减少

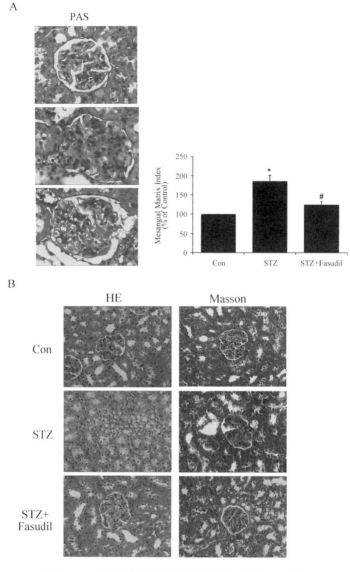

图 2-6 链脲佐菌素诱导的糖尿病大鼠肾小球损伤

注：A 图为通过 PAS 检测肾小球组织病理。图片显示的是空白组、糖尿病组和法舒尔地组肾小球代表物的 PAS 染色部分。原始分辨率为 400×。PAS 染色的半定量计算系膜基质指数显示在材料与方法中。*$P<0.01$ vs. 正常组。#$P<0.05$ vs. 糖尿病组。B 图为通过 HE 和 Masson 染色检测空白组、糖尿病组和法舒尔地组的肾小管的间质纤维化。绿色代表胶原成分。

（图 2-8B）。同时观察到 NF-κB 调控的下游靶蛋白 ICAM-1、TGF-β 和细胞外基质蛋白 fibronectin 的蛋白水平在糖尿病大鼠肾脏组织中表达增加，法舒地尔给药组动物肾脏组织中 IκB-α 蛋白降解被抑制，ICAM-1 和 TGF-β1 和 fibronectin 蛋白表达增加被抑制（图 2 – 8C、D）。

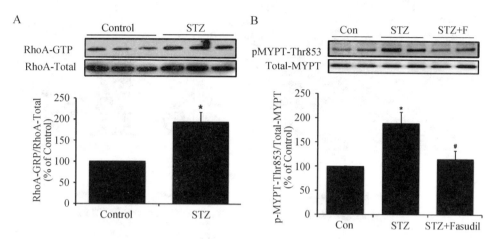

图 2 – 7　链脲佐菌素诱导的糖尿病大鼠肾脏里 RhoA/ROCK 信号活性

注：A 图为使用 Pull-down assay 检测链脲佐菌素诱导的糖尿病大鼠肾脏的 RhoA 的磷酸化。B 图为通过 Western blotting 检测 ROCK 对底物 MYPT 磷酸化的活性。每个结果重复 3 次以上，并且结果一致。*$P<0.01$ vs. 正常组。#$P<0.05$ vs. 糖尿病组。

三、研究讨论

该部分研究结果表明，RhoA/ROCK 信号通路在糖尿病肾病的发生发展过程中发挥了重要作用，糖尿病模型动物给予 ROCK 抑制剂法苏地尔，能有效改善实验性糖尿病肾病相关症状，包括改善肾脏形态和降低蛋白尿，改善肾脏炎性反应和细胞外基质累积。通过高糖刺激肾小球系膜细胞，给予 ROCK 抑制剂 Y27632（包括使用 RhoA 持续活化质粒和功能抑制质粒 RhoN19），从机制上揭示了 RhoA/ROCK 信号通路是通过影响核转录因子 NF-κB 炎症信号通路来介导糖尿病肾病的病理进程。

已有研究表明，在糖尿病动物和体外高糖培养的肾小球系膜细胞中，RhoA/ROCK 信号通路活化[108,109]。在本研究中，我们通过检测与 GTP 结合的 RhoA 蛋白量和 MYPT 的磷酸化水平评估 RhoA/ROCK 信号通路的活化，考虑到 RhoA 活性变化是一个快速的过程，我们将观察时间限制在 90 min 内，结果发现在高糖刺激 30 min 左右，RhoA 与 GTP 结合以及 MYPT 的磷酸化出现峰值，该信号通路被激活，但随着时间的延长活性降低。同样的时间范围内，通过 Western blotting 和免疫荧光结果发现，高糖刺激肾小球系膜细胞中 p65 的核转位，同样在 30 min 左右出现峰值，这与人肾小球内皮细胞中观察到的现象

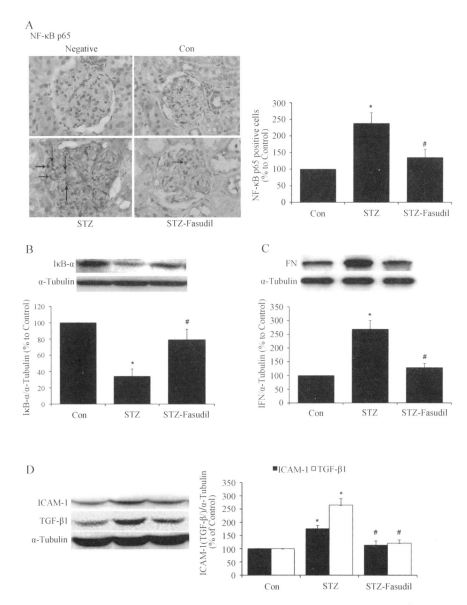

图 2-8 通过免疫组化和 Western blotting 检测糖尿病大鼠肾脏中法舒地尔对 NF-κB 的定位和表达

注：A 图免疫染色发现，正常普通组大鼠的 NF-κB（暗棕）明显位于细胞质中。在 STZ 诱导 12 周之后，观察发现糖尿病组大鼠的 NF-κB 在细胞质和细胞核中逐渐增加，而法舒地尔处理的大鼠则慢慢减少。以没有 NF-κB p65 抗体的染色作为阴性对照。B 图、C 图和 D 图通过 Western blotting 分析 ICAM-1、TGF-β1 和 fibronetin 蛋白表达水平。数据方法为均数 ± 标准差，$n=8$。$^*P<0.01$ vs. 正常组。$^\#P<0.05$ vs. 糖尿病组。原始分辨率 400×。箭头：NF-κB p65 核定位细胞。

一致[113]。综合已有文献报道，在一定条件下，RhoA/ROCK 信号通路可以通过调控 NF-κB 介导部分病理现象的发生[114-116]。我们在高糖培养的肾小球系膜细胞中观察到两个信号通路的活化时间一致，提示二者之间有可能也存在一定的调控关系。为了确证上述猜想，使用 ROCK 抑制剂 Y27632 干预高糖培养的肾小球系膜细胞，发现其能有效抑制高糖诱导的 p65 的核转位。进而使用两种突变 RhoA 质粒（持续活化的 RhoAQ63L，活性抑制的 RhoN19），转染 RhoAQ63L 能模仿高糖的作用，增加 p65 核转位，转染 RhoN19 能抑制高糖诱导的 p65 的核转位。p65 转位进入细胞核之后，与靶基因启动子上的 κB 结合序列结合，启动一系列炎症基因的转录。通过凝胶迁移电泳实验检测核蛋白中 p65 与具有 NF-κB 结合位点生物素标记探针的 DNA 结合活性，与 p65 入核蛋白量变化一致；与正常糖相比，高糖能增加核蛋白中 p65 与 DNA 探针的结合活性，而 ROCK 抑制剂 Y27632 则能抑制高糖诱导的 p65 的 DNA 结合活性。上述结果提示，高糖诱导的 NF-κB 的激活依赖于 RhoA/ROCK 信号通路。

ICAM-1 是重要的炎性黏附分子之一，其启动子上就存在 NF-κB 的结合序列，活性受到 NF-κB 的调控[117]。以往研究表明，ICAM-1 的表达增加可加速肾小球巨噬细胞浸润及肾损伤，基因敲除 ICAM-1 的 *db/db* 小鼠通过减少肾小球和间质的白细胞数量可有效缓解肾脏损伤和蛋白尿[118]。在本实验中，观察到高糖刺激 24 h 后，肾小球系膜细胞合成 ICAM-1 增加，而 ROCK 抑制剂 Y27632 则能抑制高糖刺激下该蛋白量的上调。转化生长因子 β（transfrom growth factor-beta，TGF-β）是糖尿病肾病进程的重要致病因子，在糖尿病状态下 TGF-β1 mRNA 和蛋白的过度表达，可促使 fibronectin、胶原等细胞外基质过度沉积，导致器官的纤维化[119-121]。在本研究中，高糖刺激 24 h 即可显著诱导系膜细胞中 TGF-β 的蛋白表达增加，Y27632 则能逆转高糖的这种诱导作用。细胞外基质的过度累积是糖尿病肾病的主要病理改变之一，肾小球系膜细胞分泌的细胞外基质积聚、增加是促进肾小球基底膜增厚、导致肾小球硬化的主要机制之一[122]，纤维连接蛋白（fibronectin）是细胞外基质的重要组成部分，因此抑制肾脏 fibronectin 的增加将减少细胞外基质的积聚、延缓或阻止肾小球硬化。在本实验中，激活 RhoA/ROCK 信号通路（通过高糖刺激或 RhoAQ63L）能显著上调 fibronectin 蛋白表达，而抑制该信号通路则能有效逆转 fibronectin 的蛋白上调，表明糖尿病状态下，fibronectin 的蛋白表达受 RhoA/ROCK 信号通路的调控。综合上述实验结果，我们初步得出这样的结论：在高糖培养的肾小球系膜细胞中，NF-κB 被激活，从而促使下游与炎症相关靶基因的 ICAM-1 和 TGF-β 蛋白合成，进而促进了细胞外基质蛋白 fibronectin 的累积，这种改变在一定程度上受到 RhoA/ROCK 信号通路的调控。

由于在糖尿病细胞模型中观察到 ROCK 抑制剂对 NF-κB 有抑制作用，我们进而将注意力转移到体内实验部分。在本研究中，将 ROCK 抑制剂法苏地尔 [10 mg/（kg·d）] 给予链脲佐菌素诱导的糖尿病大鼠，虽然降低血糖作用不明显，但能有效减少蛋白尿，与文献报道相一致[94,123,124]。动物肾脏组织的 PAS 阳性染色结果表明，与模型动物相比，法苏地尔能有效减少糖尿病大鼠肾小球中细胞外基质的累积，肾小球形态也趋于正常。模型动物肾脏组织中 NF-κB p65 抗体免疫组化结果显示糖尿病模型大鼠肾脏中 NF-κB p65 阳性染色增加明显，同时 IκB-α 蛋白降解。而法苏地尔药组动物肾脏组织中 NF-κB p65 阳性染色明显减少且 IκB-α 降解被抑制。与细胞实验结果相符，法苏地尔能有效抑制模型动物肾脏组织中 ICAM-1、TGF-β 和 fibronectin 蛋白表达的上调。这是在糖尿病细胞模型基础上，进一步确证 ROCK 抑制剂对糖尿病动物肾脏损害的缓解作用可能与其炎症信号通路抑制作用相关。

本部分研究的体内和体外实验结果提示，在实验性糖尿病肾病中 RhoA/ROCK 参与了 NF-κB 的活化，通过影响 NF-κB 的活性进而调控下游炎症相关蛋白 ICAM-1、TGFβ 和细胞外基质蛋白 fibronectin 的合成，促进糖尿病肾病的发展，抑制该信号通路能有效阻抑 NF-κB 炎症信号通路的激活，进而缓解糖尿病肾病的病变进程。这为 RhoA/ROCK 抑制剂抗糖尿病肾病的治疗拓宽了思路，提供了新的展望。

第二节　细胞缝隙连接蛋白 connexin 43 在糖尿病肾病中的介导作用研究

一、研究背景介绍

细胞缝隙连接（GJ）是存在于细胞膜上的分子通道，由细胞缝隙连接蛋白（connexin）组成，允许离子和小分子物质在细胞间直接交换[125]。在啮齿动物和人类中已经发现二十余种细胞缝隙连接蛋白的亚型[126]。在大鼠、小鼠和人类组织中，细胞缝隙连接蛋白具有高度的同源性。不同的细胞缝隙连接蛋白根据其分子量命名，如，connexin 43 的分子量就是 43 kD。细胞缝隙连接蛋白的组成是一个跨膜区连接着两个细胞外 loop 区和一个细胞内 loop 区，其羧基端和氮端都定位在胞内区。其羧基端在调节通道传导方面具有重要作用。在形态学上，缝隙连接表现为细胞之间的斑块状。一个缝隙连接是由大量的细胞缝隙连接蛋白组成的通道构成的，存在于相邻细胞的细胞膜上[125]。1977 年，

X 射线得到的晶体数据揭示了细胞缝隙通道的结构[127,128]。6 个细胞缝隙连接蛋白组成一个连接子，相邻两个细胞的细胞膜上的连接子对接，形成一个通道，通道中心是一个水性孔。两个细胞外 loop 区是细胞缝隙连接对接过程中的关键因素。细胞缝隙连接允许无机离子通过，包括钙离子、钠离子和第二信使，例如 cAMP、inositol 1，4，5-trisphosphate。通过上述物质的传递，细胞与细胞之间可以建立联系[129,130]。

近期，越来越多的数据显示，细胞缝隙连接具有更为广泛的功能，没有对接的细胞缝隙同样发挥着重要的作用。这些没有对接的细胞缝隙被称为半通道，被认为与完整通道一样，通过允许分子交换来改变细胞内和细胞外的环境[131,132]。细胞缝隙通道存在开放和关闭的构象，由此来控制小分子和第二信使在偶联细胞间的传递。有趣的是，这些小分子如钙离子，也可以反向调控细胞缝隙通道的传导性[133]。另外，除了小分子物质，代谢抑制、磷酸化、反通道电压以及机械刺激都可以调控通道的传导性[134-137]。细胞缝隙通道蛋白本身经过快速翻转，半衰期很短，只有几小时[138]，这种持续的更新被认为是缝隙连接调控的重要方面。连接子六聚体的构成，可以是一种或者多种 connexins 亚型构成，被称为同源或者异源连接子。一旦六聚体形成，就插入到细胞膜上，相同或者不同构成的连接子都可以彼此对接，形成同源或者异源的缝隙连接。缝隙连接的不同构成可能诱导潜在的功能多样性，比如不同的 connexins 的亚型对应不同的通透性、选择性、传导性和门控性[137,139,140]。由于缺乏特异性的抑制剂，其在体内的生理中的重要性研究受到了一定的局限，大部分体内研究都是依赖于基因改造或者给予 connexins 的模拟肽（Cxs 同源模拟肽根据 Cxs 的胞外 loops 序列构建，能够减少 connexins 的对接，从而具有封闭细胞缝隙的功能）[125,141]。研究发现，connexins 介导的缝隙连接在细胞生长、细胞肥大、组织再生、肿瘤和腺体分泌中发挥了重要功能[142-144]。在病理条件下，比如在糖尿病和高血压状态下，connexins 的调控和表达都会出现变化[145,146]。在心脏中敲除 connexins 的基因，会出现心脏功能的受损[147,148]。Connexin 对于个体的正常发展和各个器官中的生理都有重要影响，包括神经系统、生殖系统和皮肤等。通过突变 connexins 的基因，可以发现 connexins 在许多人类疾病中都发挥了一定作用，包括脱髓鞘性神经病，耳、皮肤病和白内障等[125]。

细胞缝隙连接在肾脏中的表达很早就被发现。1966 年，Biava 和 West 就发现人类入球小动脉的血管平滑肌相邻细胞间和内皮细胞相邻细胞间存在缝隙连接。随后一系列的研究，在肾脏组织中又陆续发现了 9 种 connexins，分别是 connexin 26、connexin 30.3、connexin 31、connexin 32、connexin 37、connexin 40、connexin 43、connexin 45 和 connexin 46。直到近几年来，更多的细节被揭示，肾脏 connexins 的表达才变得比较重要[141,139]。2008 年的一篇综述，第一次阐述了 connexins 在肾脏中的定位和功能[149]。此后，越来越多的研究开始关注 connexins 在肾脏中的表达和功能。许多研究表明，肾脏内皮细胞和血管平滑肌细胞中的 connexins 对于血管收缩或者舒张的传导性发挥了重要的调节作用[141]。connexins（connexin 40 和 connexin 37）通过在血管壁的细胞之间形成缝隙连接，允许血管收缩信号（钙离子介导）沿着脉管系统传递[150,151]。另外，使用 Cxs 的模拟肽对血压正常的 WKY 大鼠进行肾内灌注，封闭相应 connexins（connexin 40 和 connexin 45）的功能，发现能够增加血压，减少肾脏血流，同时增加肾素的分泌，提示 connexins 在调节肾素分泌方面也发挥了重要作用[141]。肾脏的细胞缝隙连接在糖尿病状态下也表现出异常现象。在高糖刺激下，内皮细胞和血管平滑肌细胞的细胞间通讯都受到了抑制[152,153]。Connexin 43 是哺乳动物中细胞缝隙连接蛋白最主要的亚型[154]，在肾小球系膜细胞中分布广泛，其蛋白分布与细胞缝隙通讯功能（GJIC）正相关[155,156]。

目前的研究发现在糖尿病患者以及糖尿病动物的肾脏组织中，connexin 43 蛋白水平下调，功能异常[157,158]。在高糖刺激下的肾小球系膜细胞中，也发现 connexin 43 的表达减少[156,159,160]。目前的研究发现 connexin 43 的异常与糖尿病肾病存在一定的联系。体内研究发现，在糖尿病状态下，肾脏组织细胞缝隙连接蛋白的异常（connexin 43 的磷酸化增加以及 Cx37 表达的降低）与损害肾脏微血管自动调节功能相关[158]。研究发现，在肾小球系膜细胞中 connexin 43 水平下调会介导系膜细胞肥大和系膜细胞的衰老，通过过表达 connexin 43，能在一定程度上逆转上述病变[156,159]。上述研究表明，connexin 43 在糖尿病肾病发生发展中的确发挥了一定作用，但是是否可以将 connexin 43 作为治疗糖尿病肾病的靶点，以及其促糖尿病肾病的具体机制还需要更深入的研究。

在 connexin 43 的胞内羧基末端（Cx43CT）存在许多位点，能与不同的信号通路分子和支架蛋白相互作用，从而调节细胞功能，包括细胞黏附、迁移和增殖[125,161]。非受体酪氨酸激酶 c-Src，就能通过其 SH2 和 SH3 结构域与 Cx43CT 相互作用。c-Src 可通过磷酸化 Cx43CT 的 Tyr247 和 Tyr265 位点，从而抑制 GJIC 功能[162,163]。在 OLETF 大鼠的肾脏和高糖刺激系膜细胞中，c-Src 参与了 BMK1 的活化介导糖尿病肾病[164]。近期的研究也报道 c-Src 的激活，参与了实验性肾小球肾炎中肾小球的硬化进程[165]。这提示 c-Src 的确在糖尿病肾病的病程中发挥了一定作用，但其具体机制还有待进一步揭示。本研究的目的在于探明在糖尿病状态下，connexin 43 蛋白下调是否增加了 c-Src 的活性，激活的 c-Src 是否参与了糖尿病状态下 NF-κB 的激活，如果上述假设成立，再进一步探明其中机制。

二、研究结果

1. 糖尿病状态下肾脏组织和高糖刺激的 GMCs 中 connexin 43 表达下调，c-Src 活性上调

为了明确 connexin 43 在糖尿病状态下的变化，我们观察了 *db/db* 自发性糖尿病小鼠和链脲佐菌素诱导的糖尿病大鼠肾脏皮质中 connexin 43 的变化，Western blotting 结果发现，两种糖尿病模型动物肾脏皮质中，connexin 43 的蛋白表达都明显下调（图 2-9A、B）。免疫组化和冰冻切片的结果也验证了上述结果（图 2-9C、D）。30 mM 高糖刺激肾小球系膜细胞 30 min 后，同样导致 connexin 43 的蛋白降解。而 30 mM 渗透压对照，对 connexin 43 的蛋白表达没有影响。免疫荧光的结果也显示 30 mM 高糖刺激肾小球系膜细胞，Cx43 蛋白明显减少，这一现象与文献报道的结果一致（图 2-9E、F）。与糖尿病状态下 connexin 43 的蛋白变化不同，上述两种糖尿病动物模型肾脏皮质中 c-Src 的总蛋白水平没有明显变化，但是其活性形式，即 416 位酪氨酸磷酸化的 c-Src（Y416 c-Src）含量明显上调。30 mM 高糖刺激肾小球系膜细胞 30 min 后，Y416 c-Src 含量也明显上调，总的 c-Src 含量保持不变（图 2-10A、B、C）。

2. 高糖刺激的肾小球系膜细胞中，connexin 43 参与 NF-κB 的活性的调控

Connexin 43 与 NF-κB 之间的关系，已有相关文献报道，但是都是从 NF-κB 调控 connexin 43 的角度出发，本文从一个全新的角度探索 connexin 43 对 NF-κB 的调控作用。在本研究中，我们通过干扰和过表达 connexin 43，使用免疫印迹和免疫荧光方法观察其对 NF-κB 入核的影响。实验结果显示，转染含有干扰序列的 connexin 43 质粒 48 h 后，connexin 43 蛋白表达明显减少，转染正常 connexin 43 质粒 48 h 后，connexin 43 蛋白含量明显增加，这表明干扰和过表达 connexin 43 的方法有效。进一步的结果显示，正常糖情况下干扰 connexin 43 和单纯高糖刺激都能增加 NF-κB p65 核转位，而在高糖情况下，过表达 connexin 43，则能有效逆转高糖诱导的 NF-κB p65 核转位。胞浆中 NF-κB p65 的变化和胞核中 NF-κB p65 的变化互补。无论在正常糖还是在高糖情况下，空转质粒载体对 connexin 43 蛋白变化和 NF-κB p65 的入核都没有影响（图 2-11A、B）。

3. 高糖刺激的肾小球系膜细胞中，c-Src 参与 NF-κB 的活性的调控

目前，已有相关研究认为，在特定条件下，c-Src 参与 NF-κB 的活性的调控，但其具体机制仍待阐明。在本研究中也观察到，肾小球系膜细胞中，c-Src 抑制剂 PP2（10 μM）能有效缓解高糖诱导的 NF-κB p65 核转位。胞浆中 NF-κB p65 的变化和胞核中 NF-κB p65 的变化互补。PP3（PP2 的无活性的结构类似物，10 μM）作为 PP2 的对照，对高糖诱导的 NF-κB p65 核转位没有影响。在正常糖情况下，PP2 和 PP3 对 NF-κB p65 核转位也没有影响（图 2-12）。

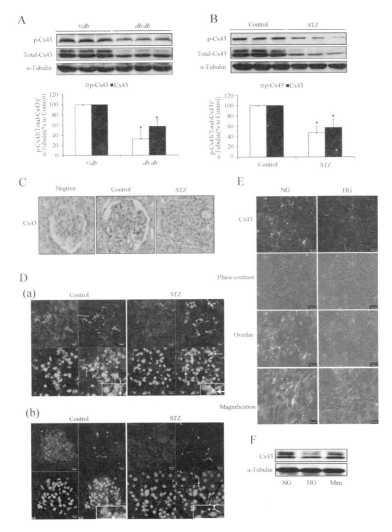

图 2-9　糖尿病状态下肾脏组织和高糖刺激的 GMCs 中 Cx43 蛋白表达下调

注：A 图、B 图为通过免疫印迹观察 db/db 自发性糖尿病小鼠和链脲佐菌素造模的糖尿病大鼠肾脏组织中，Cx43 的总蛋白和其磷酸化形式表达。C 图为免疫组化检测链脲佐菌素造模的糖尿病大鼠肾脏组织中 Cx43 的表达。不使用 Cx43 的抗体染色作为阴性对照。D 图为链脲佐菌素造模的糖尿病大鼠肾脏组织以抗 Cx43 抗体和抗 Thy-1∶1 抗体染色（a）或抗 RECA-1 抗体（b）。红色荧光代表 Cx43，绿色荧光代表 thy-1.1（a）或 RECA-1（b），蓝色荧光代表细胞核。标尺为 10 μm。（分辨率 400×）。E 图为 GMCs 培养在普通浓度葡萄糖（NG，5.5 mM）的 DMEM 培养基中和在使用高糖（HG，30 mM）刺激前无血清培养 16 h。高糖刺激 30 min 后使用免疫荧光检测 Cx43 的表达（最上图片）。第二排图片为相差图片。绿色荧光代表 Cx43。标尺为 100 μm（分辨率 100×）。最下图片标尺为 20 μm（分辨率 100×）。F 图为高糖刺激 30 min 后使用免疫印迹检测 Cx43 的表达。使用甘露醇（30 mM）作为参透对照。每个结果重复 3 次以上，并且结果一致。* $P<0.05$ vs. 正常组。

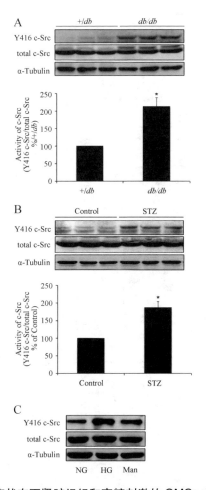

图 2-10 糖尿病状态下肾脏组织和高糖刺激的 GMCs 中 c-Src 活性上调

注：A 图、B 图为通过免疫印迹观察 *db/db* 自发性糖尿病小鼠和 STZ 造模的糖尿病大鼠肾脏组织中的 c-Src 活性。C 图为在高糖（30 mM）刺激 GMCs 30 min 后，通过蛋白印迹检测 c-Src 的活化形式，416 位酪氨酸磷酸化的 c-Src。以抗 c-Src 抗体作为上样量对照，以甘露醇（30 mM）作为参透对照。每个结果重复 3 次以上，并且结果一致。$^*P<0.05$ vs. 正常组。

4. 高糖刺激的肾小球系膜细胞中，c-Src 和 connexin 43 结合减少，c-Src 与 IκB-α 结合增加，IκB-α 酪氨酸磷酸化程度增加

高糖刺激的肾小球系膜细胞中，从 15 min 开始，connexin 43 蛋白量出现下调，该现象一直持续到 2 h，随着 connexin 43 蛋白量的下调，通过 IP 的方法发现，高糖刺激从 15 min 开始，与 connexin 43 结合的 c-Src 也相应减少（图 2-13A），与此同时，胞浆中 c-Src 的活性形式 Y416 c-Src 增加，而总 c-Src 蛋白量无变化（图 2-13B）。在 c-Src 与 connexin 43 结合减少并且胞浆中

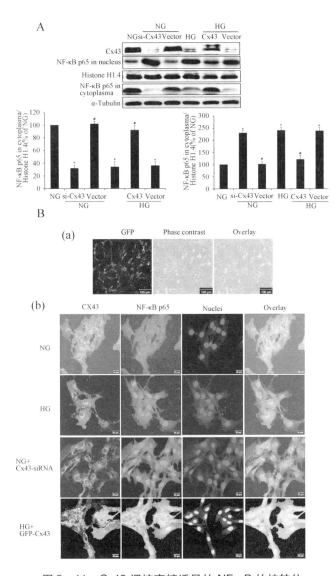

图 2-11 Cx43 调控高糖诱导的 NF-κB 的核转位

注：A 图为正常糖（NG，5.5 mM）培养的 GMCs 转染 Cx43-siRNA 和 GFP-Cx43，转染 48 h 后，GMCs 使用高糖（HG，30 mM）培养 30 min。提取蛋白后通过蛋白印迹检测 Cx43 的蛋白表达和 NF-κB 的核转位。B 图为使用激光扫描共聚焦显微镜采集 GFP-Cx43 转染效率的免疫荧光图片。绿色荧光代表 GFP 的聚集。标尺为 50 μm（分辨率 200×，a）。激光扫描共聚焦显微镜下采集 Cx43 和 NF-κB 抗体染色后的免疫荧光图片（分辨率 400×，b）。高糖和转染 Cx43-siRNA 能诱导 NF-κB p65 的核转位，转染 GFP-Cx43 能逆转高糖诱导的 NF-κB p65 的核转位。红色荧光代表 NF-κB p65 的定位；绿色荧光代表 Cx43 的定位，蓝色代表细胞核。标尺为 20 μm。实验重复 3 次以上，并且结果一致。*$P<0.05$ vs. 正常组。#$P<0.05$ vs. 30 mM 葡萄糖组。

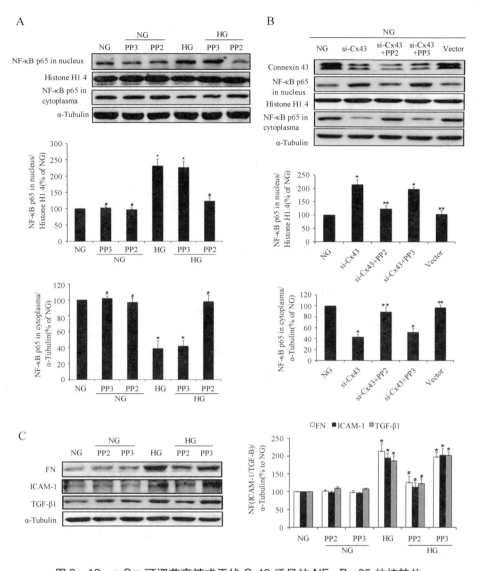

图2-12　c-Src可调节高糖或干扰Cx43诱导的NF-κB p65的核转位

注：A图为GMCs使用c-Src抑制剂PP2（10 μM）、无活性类似物PP3（10 μM）处理30 min直至实验结束。细胞于正常糖和高糖中培养30 min。提取蛋白通过免疫印迹技术分析NF-κB p65的核转位。B图为GMCs细胞在正常糖（NG，5.5 mM）中转染Cx43-siRNA，转染48 h后，PP2和PP3处理30 min后提取蛋白，通过免疫印迹技术分析Cx43的蛋白表达和NF-κB p65的核转位。C图为GMCs细胞使用c-Src抑制剂PP2（10 μM）或无活性类似物PP3（10 μM）于高糖中处理24 h，提取蛋白通过免疫印迹技术分析fibronectin、ICAM-1和TGF-β1的蛋白表达。实验重复3次以上，并且结果一致。* $P<0.05$ vs. 正常组。# $P<0.05$ vs. 30 mM 葡萄糖组。** $P<0.05$ vs. Cx43-siRNA 转染组。

c-Src 活性增加的同时，从高糖刺激 15 min 开始，通过 IP 的方法观察到 c-Src 与胞浆中 IκB-α 出现了结合，该现象也持续到 2 h（图 2 - 13C）。而在高糖刺激下，从 15 min 开始，也观察到了 IκB-α 的酪氨酸磷酸化，该现象同样持续到 2 h。此外，也观察了高糖刺激下 IκB-α 的丝氨酸磷酸化，结果显示，IκB-α 的丝氨酸磷酸化出现在高糖刺激后 90 min（图 2 - 13D）。免疫荧光的结果也显示（630×），在正常糖情况下，c-Src（红色荧光）主要分布在细胞膜周围，与胞膜上分布的 connexin 43（绿色荧光）存在共定位，而 IκB-α（绿色荧光）主要弥散分布在胞浆中 [图 2 - 14 B（a）]。高糖刺激 30 min 后，胞膜上的 connexin 43 蛋白减少，c-Src 由胞膜处聚集分布转而弥散分布于胞浆中，与 IκB-α 存在共定位 [图 2 - 14 B（b）]。蓝色荧光代表细胞核，ZO-1 为细胞膜定位蛋白。

5. connexin 43 和 c-Src 都参与了 IκB-α 的酪氨酸磷酸化的调控

为了确认在高糖刺激下，connexin 43 和 c-Src 是通过影响 IκB-α 的酪氨酸磷酸化进而调控 NF-κB 的活性的，我们通过干扰和过表达 connexin 43 以及使用 c-Src 抑制剂 PP2，观察 IκB-α 的酪氨酸磷酸化和总蛋白的变化。实验结果显示，正常糖情况下干扰 connexin 43 或者单纯高糖刺激，都能导致 IκB-α 的酪氨酸磷酸化，高糖情况下过表达 connexin 43 则能在一定程度上缓解上述变化（图 2 - 15A）。同样，使用 c-Src 抑制剂 PP2（10 μM）也能有效抑制高糖诱导的 IκB-α 的酪氨酸磷酸化，PP3（10 μM）作为对照，对 IκB-α 的酪氨酸磷酸化和总蛋白的降解没有影响（图 2 - 15B）。

6. connexin 43 对 NF-κB 信号通路的调控独立于细胞缝隙通讯功能

为了探明 connexin 43 对 NF-κB 信号通路的调控是否与细胞缝隙通讯功能（GJIC）有关，在高糖刺激下的肾小球系膜细胞中过表达质粒 Cx43CT。Cx43CT 只克隆 connexin 43 的羧基末端，不能形成完整的细胞缝隙连接。荧光加载转移实验结果显示，与正常糖相比，高糖刺激的 GMCs 中，荧光黄从划痕向远处的传递能力下降，表明 GJIC 的功能被抑制，过表达 connexin 43 能有效改善高糖对 GJIC 的抑制作用，而过表达 Cx43CT 则不能改善此功能（图 2 - 16A）。进一步的研究发现过表达 Cx43CT 也能抑制高糖诱导的 NF-κB p65 核转位，增加胞浆中 NF-κB p65 的蛋白含量（图 2 - 16B）。另外，过表达 Cx43CT 和完整的 connexin 43 都能抑制 c-Src 的酪氨酸磷酸化（图 2 - 16C）。我们以前的研究表明，高糖在促进 NF-κB p65 核转位的同时，可增加 NF-κB 调控的靶基因 ICAM 和 TGF-β1 的蛋白表达，同时能增加细胞外基质蛋白 fibronectin 的表达。在本研究中，通过过表达 connexin 43 和 Cx43CT 都能有效抑制高糖诱导的 ICAM、TGF-β1 和 fibronectin 蛋白的增加（图 2 - 17）。

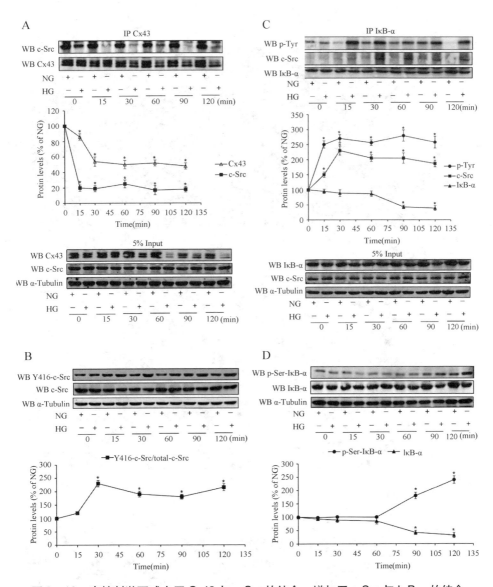

图 2-13 高糖刺激下减少了 Cx43 与 c-Src 的结合, 增加了 c-Src 与 IκB-α 的结合

注：GMCs 分别于正常糖（NG，5.5 mM）和高糖（HG，30 mM）中培养特定的时间。A 图为 Cx43 与抗 Cx43 抗体免疫共沉淀反应后通过免疫印迹技术分析 c-Src 的蛋白含量。白色三角形表示 Cx43，黑色正方形表示 c-Src。B 图为通过免疫印迹技术分析磷酸化的 tyr416 和 c-Src（Y416-c-Src）、c-Src 的蛋白含量。α-Tubulin 作为上样量对照。C 图为使用 IκB-α 抗体沉淀 IκB-α 后，用酪氨酸磷酸化抗体检测酪氨酸磷酸化的 IκB-α，同时检测 c-Src 的蛋白变化。黑色圆圈表示酪氨酸磷酸化的蛋白，黑色方块表示 c-Src，黑色三角表示 IκB-α。D 图为使用免疫印迹方法检测丝氨酸磷酸化 IκB-α 和总的 IκB-α 的变化。黑色圆圈表示丝氨酸磷酸化 IκB-α，黑色三角表示总的 IκB-α，α-Tubulin 作为上样量对照。实验重复 3 次以上，并且结果一致。* $P<0.05$ vs. 正常糖组。

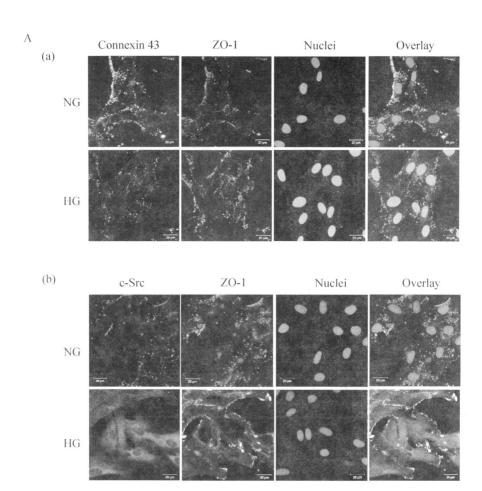
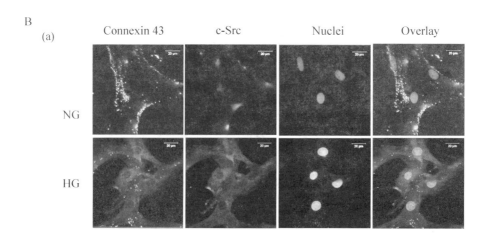

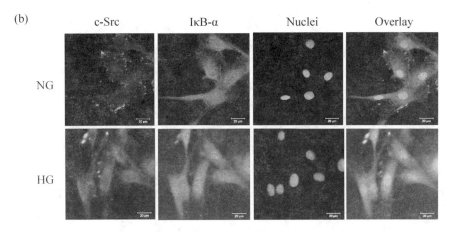

图2-14　正常糖和高糖刺激下，Cx43、c-Src 和 IκB 的荧光定位

注：GMCs 分别于正常糖（NG，5.5 mM）和高糖（HG，30 mM）中培养 30 min。A（a）图为使用激光共聚焦显微镜检测 connexin 43 在高糖和正常糖处理下的定位情况。绿色荧光表示 connexin 43；红色荧光表示 ZO-1，作为细胞膜标记物；蓝色荧光表示细胞核。A（b）图为使用激光共聚焦显微镜检测 c-Src 在高糖和正常糖处理下的定位情况。绿色荧光表示 c-Src；红色荧光表示 ZO-1，作为细胞膜标记物；蓝色荧光表示细胞核。B（a）图为使用激光共聚焦显微镜检测 connexin 43 和 c-Src 在高糖和正常糖处理下的定位情况。在高糖刺激下，connexin 43 蛋白量明显减少，c-Src 与 connexin 43 解离，从胞膜处转位到胞浆。绿色荧光表示 connexin 43，红色荧光表示 c-Src，蓝色荧光表示细胞核。B（b）图为使用激光共聚焦显微镜检测 c-Src 和 IκB-α 在高糖和正常糖处理下的定位情况。在高糖刺激下，c-Src 从胞膜处转位到胞浆，与 IκB-α 出现共定位。绿色荧光表示 IκB-α，红色荧光表示 c-Src，蓝色荧光表示细胞核。标尺为 20 μm（放大倍数 630×）。

三、研究讨论

在糖尿病动物肾脏和高糖刺激的肾小球系膜细胞中，都观察到 connexin 43 蛋白的下调[156-159]。与文献报道一致，在本研究中，db/db 小鼠和链脲佐菌素诱导的糖尿病大鼠的肾脏组织中 connexin 43 蛋白表达也明显降低。体外实验中，30 mM 的高糖刺激肾小球系膜细胞，也观察到了相同现象，而渗透压对照无此变化。本课题组在以前的研究中已证实，在糖尿病动物和高糖刺激的肾小球系膜细胞中，NF-κB 信号通路被激活[166]。在糖尿病状态下，对于 connexin 43 和 NF-κB 之间的联系，目前的研究多集中在 NF-κB 对 connexin 43 的调控，研究提出在氧化毒素的刺激下，NF-κB 介导了 connexin 43 的上调[167]。在血管紧张素 II 刺激的血管平滑肌细胞中，NF-κB 通过与 connexin 43 基因启动子序列结合，介导了 connexin 43 的上调[168]。Polyinosinic-cytidylic acid 刺激的星形胶质细胞中，NF-κB 则参与了 connexin 43 蛋白的下调[169]。本研究发现正常糖条件下干扰 connexin 43 或者单纯高糖刺激能促进 NF-κB 的核转位，高糖条件

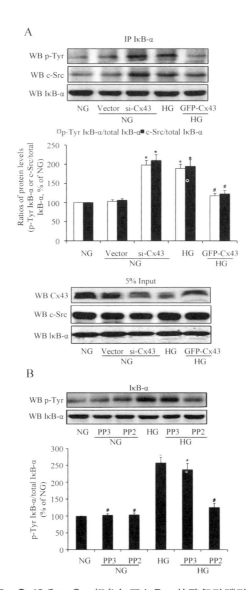

图 2-15　Cx43 和 c-Src 都参与了 IκB-α 的酪氨酸磷酸化的调控

注：A 图为 GMCs 预孵育 10 μM PP2（c-Src 抑制剂）或者 10 μM PP3（PP2 无活性的同系物）30 min，并且维持到实验结束。然后将细胞在正常糖（NG，5.5 mM）和高糖（HG，30 mM）条件下培养 30 min 后，使用 IκB-α 抗体将 IκB-α 沉淀下来。免疫印迹分析酪氨酸磷酸化的 IκB-α 和总的 IκB-α 蛋白量。B 图为在正常糖（NG，5.5 mM）条件下转染 Cx43-siRNA or GFP-Cx43，48 h 后，将转染后的细胞置于高糖培养环境（HG，30 mM）30 min，使用 IκB-α 抗体将 IκB-α 沉淀下来，免疫印迹分析酪氨酸磷酸化的 IκB-α、总的 IκB-α 以及 c-Src 蛋白量。实验至少重复 3 次，结果相似。* $P < 0.05$ vs. 正常糖组，# $P < 0.05$ vs. 高糖组。

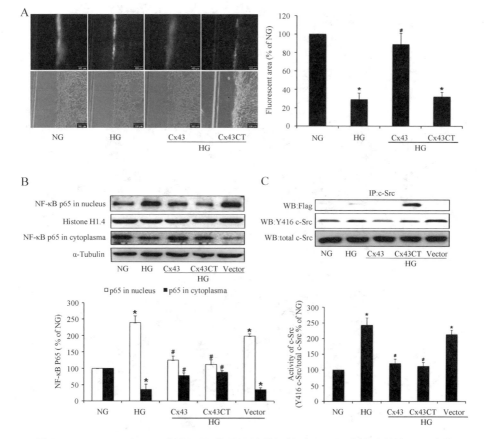

图 2-16 connexin 43 对 NF-κB 信号通路的调控独立于细胞缝隙链接通讯功能

注：GMCs 在正常糖（NG，5.5 mM）中转染质粒 GFP-Cx43 和 Flag-Cx43CT，转染 48 h 后，高糖（HG，30 mM）处理 30 min。A 图为 GMCs 转染 GFP-Cx43 和 Flag-Cx43CT 后，通过荧光黄划痕加载实验得到的荧光图片，下面一排是相差图片。标尺为 100 μm。B 图为使用免疫印迹方法分析 NF-κB p65 的核转位情况，Histone H1.4 和 α-tubulin 作为蛋白上样量对照。C 图为使用 c-Src 抗体沉淀 c-Src 后，通过免疫印迹检测 Flag 标签、Tyr416 位点磷酸化和总的 c-Src 蛋白含量。实验至少重复 3 次，结果相似。$^*P<0.05$ vs. 正常糖组，$^\#P<0.05$ vs. 高糖组。

下过表达 connexin 43 则能逆转高糖诱导的 NF-κB 的核转位，结果提示，connexin 43 蛋白量的减少能激活 NF-κB 信号通路。因此，本文首次揭示了 Cx43 对 NF-κB 的调控作用。但是，定位在细胞膜上的 connexin 43 如何调控 NF-κB 这个核转录因子，需要进一步地研究。

同样，在 db/db 小鼠和链脲佐菌素诱导的糖尿病大鼠的肾脏组织和高糖刺激的肾小球系膜细胞中观察到 c-Src 蛋白的活性出现上调。已有研究发现，在 OLETF 大鼠的肾脏和高糖刺激系膜细胞中，c-Src 参与了 BMK1 的活化从而介导了糖尿病肾病[164]。近期的研究也报道，c-Src 的激活可能参与了肾小球肾炎

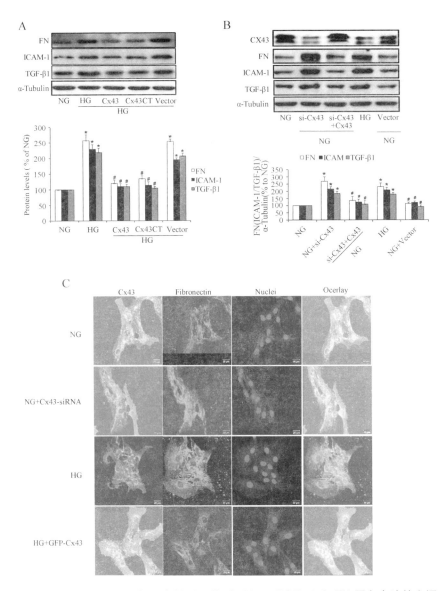

图2-17 connexin 43 抑制高糖诱导的 ICAM-1、TGF-β1 和 FN 蛋白表达的上调

注：A 图为 GMCs 在正常糖（NG，5.5 mM）中转染质粒 GFP-Cx43 和 Flg-Cx43CT，转染 48 h 后，高糖（HG，30 mM）处理 24 h。提取蛋白后通过蛋白印迹检测 fibronectin、ICAM-1、TGF-β1 的表达。B 图为 GMCs 在正常糖中转染质粒 Cx43-siRNA，转染 24 h 后有转染 GFP-Cx43 恢复 connexin 43 表达。提取蛋白后通过蛋白印迹检测 fibronectin、ICAM-1 和 TGF-β1 的表达。高糖处理组作对照。C 图为使用共聚焦显微镜分析经 fibronectin 的免疫荧光图。绿色荧光代表 fibronectin 的聚集，蓝色代表细胞核。标尺表示为 20 μm。每个结果重复 3 次以上，并且结果一致。* $P < 0.05$ vs. 正常组，# $P < 0.05$ vs. 30 mM 高糖组。

中肾小球的硬化进程[170]，说明 c-Src 的确在糖尿病肾病病程中发挥了一定作用。为了验证在肾小球系膜细胞中，c-Src 是否也参加了高糖诱导的 NF-κB 的活化，使用了 c-Src 的抑制剂 PP2，发现 PP2 能抑制高糖诱导的 NF-κB p65 的核转位，而作为对照的 PP3 则无此作用，提示 c-Src 可能也参与了糖尿病状态下 NF-κB 的活化。

上述结果提示，connexin 43 和 c-Src 都参与了糖尿病状态下 NF-κB 的活化，但二者在 NF-κB 活化的过程中各自扮演了怎样的角色，需要进一步明确。对于 connexin 43 和 c-Src 之间的关系，以前的研究多集中在 c-Src 对 connexin 43 的单向调节，即 c-Src 磷酸化 Cx43CT 的 Tyr247 和 Tyr265 位点，关闭缝隙连接功能，促进缝隙连接蛋白的内化[163,171,172]。近年来，研究逐渐转向二者的双相调节。最新的研究认为，connexin 43 作为 c-Src 的底物，可以通过 connexin 43 的量的变化，反向调控 c-Src 的活性[173]。本研究中，在高糖刺激下，免疫共沉淀的结果发现，随着高糖刺激下 connexin 43 的量的减少，与 connexin 43 结合的 c-Src 蛋白量也减少，而胞浆中 c-Src 的活性的增加，提示作为底物的 connexin 43 的量减少，消耗的 c-Src 减少，更多的 c-Src 得到释放，在胞浆中的活性得以上调。

已有文献报道，在 TNF-α 刺激下，c-Src 可以通过磷酸化 IKKβ，从而激活 NF-κB[174]。在缺氧再灌注条件下，NF-κB 被激活的同时，IκB-α 出现了酪氨酸磷酸化，使用 c-Src 抑制剂 PP2 可以同时抑制 IκB-α 酪氨酸磷酸化和 NF-κB 的激活[175]。上述研究提示在特定条件下，c-Src 可能通过影响 IKKβ 或 IκB-α 参与了 NF-κB 的激活。进而我们继续观察 c-Src 和 IκB-α 的相互作用，高糖刺激的肾小球系膜细胞中，15 min 开始 IκB-α 出现了酪氨酸磷酸化，并持续至 2 h。通过免疫共沉淀的方法发现，高糖刺激 15 min 开始，c-Src 和 IκB-α 出现了直接结合，上述情况一直持续到 2 h。同时观察了高糖情况下，IκB-α 的经典激活方式，即丝氨酸磷酸化，IκB-α 的丝氨酸磷酸化导致其蛋白通过泛素化途径降解[176]，结果发现，IκB-α 的丝氨酸磷酸化出现在高糖刺激 90 min 的时候，同时伴随 IκB-α 蛋白的降解。而高糖刺激的 GMCs 中，30 min 即观察到 NF-κB p65 的核转位，提示，在高糖诱导的 NF-κB p65 的核转位早期，可能 c-Src 介导的酪氨酸磷酸化发挥了更重要的作用。由于 IκB-α 通过酪氨酸磷酸化激活 NF-κB 不依赖于 IκB-α 总蛋白的改变[177]，所以在高糖刺激的早期（0～60 min）没有出现 IκB-α 总蛋白的明显降解，但仍观察到 NF-κB p65 的核转位。

为了更为直观地观察蛋白之间的相互作用，我们继而使用免疫荧光的方法，同样观察到，正常糖情况下，connexin 43 和 c-Src 共定位在细胞膜上，IκB-α 弥散于胞浆中，与 c-Src 不存在共定位。高糖刺激 30 min，胞膜上的

connexin 43 蛋白减少，c-Src 则与 IκB-α 共定位在胞浆中，与免疫共沉淀的结果一致。综合上述现象，提出这样一个假设：在肾小球系膜细胞中，connexin 43 作为 c-Src 的底物，正常情况下二者相互结合，高糖导致 connexin 43 蛋白下调，底物的量减少，导致胞浆中 c-Src 的活性增加，c-Src 继而与胞浆中的 IκB-α 相互作用，通过酪氨酸磷酸化的方式，导致 IκB-α 与 NF-κB 的解离，进而激活 NF-κB。为了验证上述假设，我们使用 c-Src 的抑制剂 PP2，抑制 c-Src 的活性后观察高糖诱导的 IκB-α 的酪氨酸磷酸化和 NF-κB p65 的核转位。结果显示，PP2 能抑制高糖诱导的 IκB-α 的酪氨酸磷酸化和 NF-κB p65 的核转位，而作为对照的 PP3 则无此作用。这一现象揭示了 c-Src 的确是通过影响 IκB-α 进而调控高糖诱导的 NF-κB p65 的核转位的。最近的一份研究指出，connexin 43 可以通过影响 c-Src 进而调控转录因子 HIF-1，成功搭建了细胞膜上的 Connexins 调控核转录因子的桥梁[178]。我们的研究也发现，不仅高糖能促进 c-Src 与 IκB-α 的结合，增加 IκB-α 的酪氨酸磷酸化，正常糖条件下干扰 Cx43，也能诱导上述情况发生，而高糖情况下过表达 connexin 43 则能逆转上述现象，提示，c-Src 与 IκB-α 相互作用，进而影响核转录因子 NF-κB，受到上游 connexin 43 蛋白量变化的调控。

本研究中通过过表达 connexin 43 而抑制了 c-Src 和 NF-κB 的活性，过表达 connexin 43，在增加 connexin 43 蛋白量的同时，也在一定程度上修复了被高糖抑制的细胞缝隙通讯的功能，无法确定是通过 connexin 43 羧基端表达，增加与 c-Src 的相互作用，还是通过恢复细胞缝隙通讯的功能而发挥作用。因而我们使用只克隆 connexin 43 羧基末端的质粒 Cx43CT，由于 Cx43CT 无法形成完整的细胞缝隙通道，因而不影响缝隙通讯的功能[173]，Cx43CT 也是 c-Src 与 connexin 43 相互作用的位点。我们的结果显示，高糖条件下，过表达 Cx43CT 同样能抑制 c-Src 和 NF-κB 的活性，提示增加 connexin 43 的蛋白表达进而抑制 c-Src 和 NF-κB 的活性主要还是通过羧基末端调控与 c-Src 的相互作用，独立于细胞缝隙通讯功能。

通过以上研究，初步验证了我们的假设，即在高糖刺激的肾小球系膜细胞中，connexin 43 通过 c-Src 调控 NF-κB 的活性。进一步观察肾小球系膜细胞中 connexin 43 对 ICAM-1、TGF-β 的影响，ICAM-1、TGF-β 作为 NF-κB 调控的靶基因，在糖尿病肾病病理进程中发挥了重要作用，ICAM-1 的表达增加可加速肾小球巨噬细胞浸润及肾损伤，基因敲除 ICAM-1 的 *db/db* 小鼠通过减少肾小球和间质的白细胞数量从而有效缓解肾脏损伤和蛋白尿[118]。转化生长因子 β1 （transfrom growth factor-beta，TGF-β1）是糖尿病肾病进程的重要致病因子，在糖尿病状态下 TGF-β1 mRNA 和蛋白的过度表达，可促进 FN、胶原等细胞外基质过度沉积，导致器官的纤维化[119-121]。在本研究中，发现过表达 connexin 43 和 Cx43CT 都能显著抑制高糖诱导的 ICAM-1 和 TGF-β 的蛋白量。细胞外基质的过度累积是糖尿病肾病的主要病理改变之一，肾小球系膜细胞分泌的细胞外基质（ECM）积聚、增加是促进肾小球基底膜增厚、导致肾小球硬化的主要机制之一[122]，纤维连接蛋白（fibronectin）是细胞外基质的重要组成部分，因此抑制肾脏 fibronectin 的增加将减少 ECM 的积聚，延缓或阻止肾小球硬化。相关研究报道，connexin 43 在心脏和肺纤维化中发挥了重要作用。在老年和压力超负荷小鼠心脏中，由于 connexin 43 的减少，导致了心脏纤维化，并通过增加成纤维细胞的活性促进了心律失常[179]。血管内皮细胞同时敲除 connexin 43 和 connexin 40 的小鼠，可见肺部纤维化的形成[180]。本研究中，发现过表达 connexin 43 和 Cx43CT 都能显著抑制高糖诱导的 fibronectin 的蛋白量的增加，进一步证实了 connexin 43 在糖尿病肾病中发挥的重要调控作用。

综上所述，本研究从全新的角度阐明了细胞缝隙连接蛋白 connexin 43 介导糖尿病肾病的机制。在糖尿病状态下，connexin 43 蛋白下调，消耗的 c-Src 减少，促进了胞浆中 c-Src 的活性，c-Src 进而通过与 IκB-α 相互作用，导致其酪氨酸磷酸化，并释放核转录因子 NF-κB p65，激活 NF-κB 信号通路，导致 ICAM-1 和 TGF-β 蛋白上调，并且增加 fibronectin 的累积，促进了糖尿病肾病的病理进程。本研究结果为将细胞缝隙连接蛋白作为抗糖尿病肾病靶点提供了一定的理论依据，但从目前的研究来看，对细胞缝隙连接蛋白的干预手段有限，将其作为靶点，仍有相当多的工作需要完成。

第三节　RhoA/ROCK 信号通路通过调控 connexin 43 介导糖尿病肾病的研究

一、研究背景介绍

RhoA 是 Ras 超家族成员之一，属于小分子量 G 蛋白。丝氨酸/苏氨酸激酶 Rho-激酶是目前为止研究最多的 RhoA 下游靶蛋白。RhoA 结合 GTP 活化后与 ROCK 的卷曲螺旋结构结合，使其发生多个氨基酸位点的磷酸化而被激活，并介导下游一系列磷酸化/脱磷酸化反应[95]，调控细胞收缩、迁移、黏附，以及细胞周期和基因表达等[96]。近期研究表明，在糖尿病状态下，肾脏 RhoA/ROCK 被激活与糖尿病肾病的发生、发展关系密切。运用 ROCK 抑制剂 Y27632 和法苏地尔，发现能改善糖尿病模型动物肾脏功能与和细胞外基质累积等,从而减缓糖尿病肾病的病变进程[108,109]。我们的前期研究也证实,RhoA/ROCK 信号通路可以通过调控核转录因子 NF-κB,进而激活 ICAM-1 和 TGF-β1 促进炎症反应,最终导致细胞外基质 fibronetcin 生成的增多,从而介导糖尿病肾病(Xie, et al., 2013)。

细胞缝隙连接(GJ)是存在于细胞膜上的分子通道,由细胞缝隙连接蛋白(connexins)组成,允许离子和小分子物质在细胞间直接交换[125]。connexin 43 是哺乳动物中细胞缝隙连接蛋白最主要的亚型[154],在肾小球系膜细胞中分布广泛,其蛋白分布与细胞缝隙通讯功能(GJIC)正相关[155,156]。研究发现在糖尿病患者以及糖尿病动物的肾脏组织中,connexin 43 水平下调,功能异常[157,158]。在高糖刺激的肾小球系膜细胞中,也发现相同现象[156,159,160]。我们进一步研究发现,糖尿病动物肾脏和高糖刺激的肾小球系膜细胞中 connexin 43 蛋白水平下调,参与了 NF-κB 的激活,促进了糖尿病肾病病理进程[181]。现有的研究表明,RhoA/ROCK 通路的激活与 connexin 43 蛋白水平下调均参与了 NF-κB 的激活,促进了糖尿病肾病的病理进程,进一步揭示二者之间存在的潜在联系,对全面理解糖尿病状态下 NF-κB 的激活机制具有重要意义。

现有研究表明,RhoA/ROCK 信号通路和 connexin 43 在特定条件下存在一定的联系。在兔的角膜上皮细胞中,发现抑制 ROCK 活性后,connexin 43 的蛋白表达增加,细胞缝隙通讯功能增强[182]。近期研究表明,在炎性刺激凝血素的作用下,RhoA 被活化,进而导致 connexin 43 半通道的活性被抑制。上述研究提示,在炎性反应中 RhoA 的激活对 connexin 43 的活性抑制发挥了重要的作用[183]。而在小鼠胚胎干细胞中,RhoA 可以通过调控 Cx43 磷酸化进而导致 Cx43 的降解[184]。结合我们前面的研究结果,我们提出这样的假设,在高糖刺激的肾小球系膜细胞中,RhoA 被激活后,通过特定的机制,导致了 connexin 43 蛋白的下调和细胞缝隙通讯功能的抑制,并最终导致了 NF-κB 的激活。在本研究中,我们拟明确在高糖刺激的肾小球系膜细胞中,RhoA/ROCK 信号通路的活化是否导致了 connexin 43 蛋白的下调以及 RhoA/ROCK 信号通路激活导致 connexin 43 蛋白下调的具体机制。为阐明糖尿病状态下,RhoA/ROCK 信号通路通过调控 connexin 43 的降解,从而激活 NF-κB 信号通路、介导糖尿病肾病的分子机制提供实验依据。

二、研究结果

1. 过表达 connexin 43 能逆转 RhoA 活化后诱导的 NF-κB p65 的核转位

为了明确 connexin 43 在 RhoA/ROCK 信号通路激活所诱导的 NF-κB p65 的核转位中发挥的作用,我们在转染 RhoA 突变质粒 HA-RhoA(V14)(持续活化

RhoA）后 24 h，又转染 GFP-connexin 43 质粒，Western blotting 和 Immuofluorescence staining 的结果显示转染 RhoA（V14）能增加 NF-κB p65 的核转位，而再过表达 connexin 43 则能逆转 RhoA 活化后诱导的 NF-κB p65 的核转位。同时，Western blotting 检测 connexin 43 蛋白表达，以确定 GFP-connexin 43 的转染是否成功，结果显示转染 GFP-connexin 43 的细胞组蛋白表达明显上调。Immuofluorescence staining 的结果也表明 GFP-connexin 43 和 HA-RhoA（V14）的转染率较高，满足实验需要。高糖刺激组和法舒地尔组在本实验中作为对照。实验结果表明，connexin 43 在 RhoA/ROCK 信号通路诱导的 NF-κB p65 的核转位过程了发挥了重要的作用，上调 connexin 43 的蛋白含量可以在一定程度上逆转 RhoA 诱导的 NF-κB p65 的核转位，提示 connexin 43 和 RhoA 之间存在调控和被调控的关系（图 2-18A、B）。

2. 抑制 RhoA/ROCK 信号通路能逆转高糖诱导的 connexin 43 蛋白量的下调

在动物水平，通过 Western blotting 和 Immunohistochemistry 的方法，我们发现，链脲佐菌素诱导的糖尿病大鼠肾脏组织中，connexin 43 蛋白下调。给予法舒地尔后，能在一定程度上逆转糖尿病大鼠肾脏组织中 connexin 43 蛋白的下调（图 2-19A）。同时观察了 NF-κB 的激活情况，在链脲佐菌素诱导的糖尿病大鼠肾脏组织中 NF-κB p65 入核增加，给予法舒地尔后，能在一定程度上逆转糖尿病大鼠肾脏组织中 NF-κB p65 的入核（图 2-19B）。为了明确高糖刺激的肾小球系膜细胞中，RhoA 是否参与了 connexin 43 蛋白下调的调控，我们通过转染 RhoA 突变质粒 RhoA（V14）（持续活化 RhoA）和 RhoN19（活性抑制 RhoA），观察 connexin 43 蛋白量的变化。结果发现，在正常糖条件下，转染 RhoA（V14），激活 RhoA 后，connexin 43 蛋白降解明显，和高糖诱导现象相似。在高糖条件下，转染 RhoN19，抑制 RhoA 活性后，高糖诱导的 connexin 43 蛋白降解被抑制（图 2-19C）。我们继而使用 ROCK 抑制剂 Y27632，发现 Y27632 能在一定程度上抑制高糖诱导的 connexin 43 蛋白下调，提示 RhoA 下游激酶 ROCK 也参与了高糖刺激下 connexin 43 蛋白降解的调控（图 2-19D）。我们使用细胞骨架聚合抑制剂 Cytochalasin D 后，发现细胞骨架也在一定程度上参与了高糖刺激下或者 RhoA 激活后 Cx43 蛋白降解的调控（图 2-19E）。

3. 在高糖刺激下，ZO-1 和 connexin 43 的结合增加

Co-immunoprecipitation 结果显示，高糖刺激 15 min 开始，ZO-1 和 connexin 43 的结合出现明显增加（图 2-20A）。同时，Immuofluorescence staining 的结果也证实了上述现象，与正常糖培养的 GMCs 相比在高糖刺激 30 min 后，绿色荧光代表的 connexin 43 的蛋白总量减少，但是 ZO-1 和 connexin 43 的共定位（黄色荧光部分）是增加的（图 2-20B），该实验结果提示，高

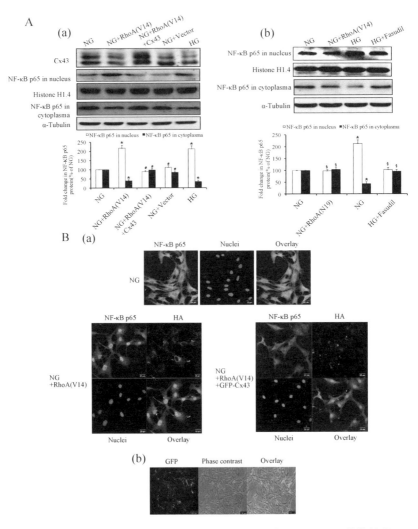

图2-18 connexin 43 调节 RhoA 活化后诱导的 NF-κB p65 的核转位

注：A 图为 GMCs 在正常糖（NG，5.5 mM）中转染质粒 HA-Rho（V14）后 24 h，又转染 GFP-Cx43 质粒或高糖刺激 30 min。提取蛋白后通过蛋白印迹检测 NF-κB 的核转位（a）。GMCs 细胞在正常糖中转染质粒 HA-Rho（N19）后 24 h，单独高糖刺激细胞或使用法舒地尔和高糖刺激细胞，提取蛋白后通过蛋白印迹检测 NF-κB 的核转位（b）。B 图为使用 HA 抗体和 NF-κB p65 抗体，通过共聚焦显微镜分析 NF-κB p65 核转位的免疫荧光（放大倍数 400×）。RhoA（V14）转染后加强 NF-κB p65 核转位，GFP-Cx43 转染后减弱 RhoA 诱导的 NF-κB p65 核转位。绿色荧光代表 NF-κB p65 的聚集，红色荧光代表 HA，蓝色代表细胞核。标尺为 20 μm（a）。使用激光共聚焦显微镜拍下 GFP 的免疫荧光图片（放大倍数为 100×），表示 GFP-connexin 43 的转染效率。绿色荧光表示 GFP 标签。标尺为 100 μm（b）。每个结果重复 3 次以上，并且结果一致。* $P<0.05$ vs. 正常糖组，# $P<0.05$ vs. Rho（V14）转染组，§ $P<0.05$ vs. 高糖组。

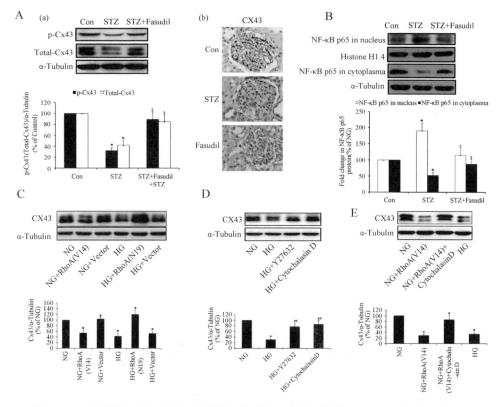

图 2-19 抑制 RhoA/ROCK 信号通路可以逆转高糖诱导的 connexin 43 蛋白的下调

注：A 图为使用免疫印迹检测法舒地尔处理的糖尿病大鼠肾脏中磷酸化和总的 connexin 43 水平（a）。使用免疫组化方法检测法舒地尔处理的糖尿病大鼠肾脏中总的 connexin 43 水平（b）。B 图为使用免疫印迹检测法舒地尔处理的糖尿病大鼠肾脏中 NF-κB p65 核转位情况。C 图为 GMCs 在正常糖（NG，5.5 mM）中转染质粒 RhoA（V14）和在高糖中转染质粒 RhoA（N19），转染 48 h 后，提取蛋白检测 connexin 43 的蛋白表达。D 图为 GMCs 在高糖条件下用 Y27632（10 μM）和细胞骨架聚合抑制剂 cytochalasin D（1.5 μM）处理后转染 48 h，提取蛋白检测 connexin 43 的蛋白表达。E 图为 GMCs 在正常糖（NG，5.5 mM）中转染质粒 RhoA（V14），转染 24 h 后，经 cytochalasin D（1.5 μM）处理 48 h，提取蛋白检测 connexin 43 的蛋白表达。每个结果重复 3 次以上，并且结果一致。* $P<0.05$ vs. 对照组，§ $P<0.05$ vs. 糖尿病组，# $P<0.05$ vs. RhoA（V14）转染组，## $P<0.05$ vs. 高糖组。

糖诱导 connexin 43 蛋白总量下降的过程中，ZO-1 和 connexin 43 直接的相互作用增强，这种相互作用的增强，是否是 Cx43 蛋白总量下降的诱因，有待进一步探索。

4. 高糖刺激下，敲除 ZO-1 蛋白能抑制 connexin 43 蛋白的下调

在前面的实验中，我们发现了高糖刺激下 ZO-1 和 connexin 43 的结合增加，以及 connexin 43 蛋白总量下调这一现象，我们进而通过敲除 ZO-1 蛋白来

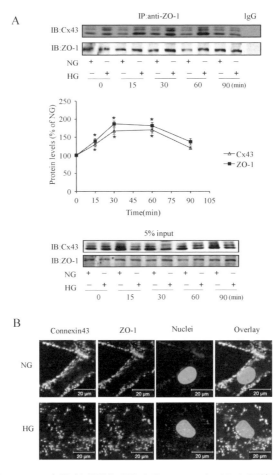

图2-20 高糖刺激增加 ZO-1 和 connexin 43 之间的结合

注：在指定的时间内，GMCs 分别于正常糖（NG，5.5 mM）和高糖（HG，30 mM）条件下培养。A 图为 ZO-1 与抗 ZO-1 抗体进行免疫共沉淀反应之后与 connexin 43 免疫印迹法分析其含量。IgG 作为阴性对照。白色三角表示 connexin 43，黑色方块表示 ZO-1。每个结果重复 3 次以上，并且结果一致。$^*P<0.05$ vs. 正常组。B 图为共聚焦显微镜下分别分析正常糖和高糖情况下 connexin 43 和 ZO-1 的免疫荧光图。红色荧光代表 ZO-1 的聚集，绿色荧光代表 Cx43 的聚集，蓝色代表细胞核。标尺表示 20 μm（放大倍数 630×）。

确定其在 connexin 43 蛋白总量下调中的作用。我们首先对 3 条 ZO-1 干扰序列进行筛选，在正常糖条件下分别转染 3 条干扰序列，发现序列 1 转染 48 h 后对 ZO-1 的蛋白抑制效果最好。我们选择序列 1 进行下一步的实验（图 2-21A）。我们发现在高糖条件下，转染序列 1 干扰 ZO-1 蛋白表达后，能有效抑制高糖诱导的 connexin 43 蛋白的降解，说明 ZO-1 可能通过与 connexin 43 的相互作用参与了其蛋白下调的过程，但是具体参与机制不得而知，仍需要进一步探索（图 2-21B）。

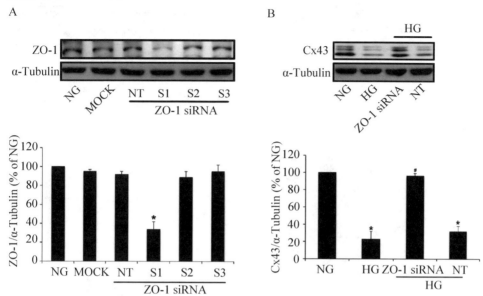

图 2-21 敲除 ZO-1 可以抑制高糖诱导的 connexin 43 蛋白的下调

注：A 图为 GMCs 转染 ZO-1 的小分子干扰 RNA，48 h 后，提取蛋白通过免疫印迹法检测 ZO-1 的表达。B 图为使用 ZO-1 的小分子干扰 RNA 转染 48 h 后，提取蛋白通过免疫印迹法检测 connexin 43 的蛋白表达。α-Tubulin 作为上样量对照。实验重复至少 3 次，结果一致。* $P < 0.05$ vs. 正常糖组。# $P < 0.05$ vs. 高糖组。NT：非靶向性对照。

5. 高糖刺激下，F-actin 在 ZO-1 和 connexin 43 的结合过程中发挥了重要作用

RhoA/ROCK 信号通路激活后细胞的一个重要变化就是细胞骨架 F-actin 的增多和重构，而据报道，ZO-1 作为锚钉蛋白，能将 connexin 43 锚钉在细胞骨架 F-actin 上。在结果 2 中，我们发现 F-actin 参与了高糖诱导的 connexin 43 蛋白的下调。我们进一步探索 F-actin 与 ZO-1 和 connexin 43 之间的相互作用。

免疫共沉淀的结果提示，高糖刺激下，F-actin 与 ZO-1 的结合增加，ROCK 抑制剂 Y27632 和 F-actin 抑制剂 cytochalasin D 均能抑制高糖诱导的 F-actin 与 ZO-1 的结合，同时伴随 ZO-1 和 connexin 43 结合的下调（图 2-22A）。Immuofluorescence staining 的结果显示，高糖刺激下，细胞内 F-actin 聚集增多，定位在 F-actin 上的 ZO-1 蛋白量也明显在细胞膜上的聚集增加（图 2-22B）。

6. 抑制 RhoA/ROCK 信号通路能逆转高糖对细胞缝隙通讯功能的抑制

在以前的研究中，我们发现高糖能抑制细胞缝隙通讯功能[181]。在本研究中，我们在正常糖条件下转染 RhoA 突变质粒 RhoA（V14）（持续活化

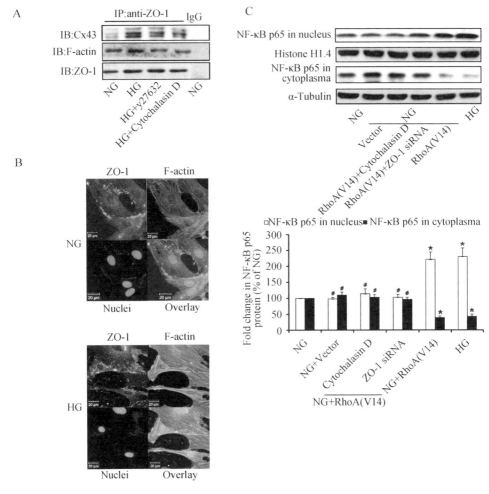

图 2-22 F-actin 在高糖诱导的 connexin 43 和 ZO-1 的结合以及高糖诱导的 NF-κB 的激活中发挥了一定的作用

注：A 图为 GMCs 细胞在高糖（HG，30 mM）条件下分别用 Y27632（10 μM）和细胞骨架聚合抑制剂 cytochalasin D（1.5 μM）处理。ZO-1 与抗 ZO-1 抗体进行免疫共沉淀反应之后使用免疫印迹检测 connexin 43、F-actin 和 ZO-1 的蛋白含量。每个结果重复 3 次以上，并且结果一致。IgG 作为阴性对照。B 图为共聚焦显微镜下分析在正常糖和高糖情况下 F-actin 重构与 ZO-1 的聚集（放大倍数 400×）。红色荧光代表 F-actin 的聚集，绿色荧光代表 ZO-1 的聚集，蓝色代表细胞核。标尺表示 20 μm。C 图为使用 cytochalasin D（1 μM）和干扰 ZO-1 后，观察 RhoA（V14）转染后 NF-κB p65 的核转位情况。所有实验至少重复 3 次，并且结果一致。* $P<0.05$ vs. 正常糖组，# $P<0.05$ vs. RhoA（V14）转染组。

RhoA），发现能模拟高糖对细胞缝隙通讯功能的抑制。我们使用 ROCK 抑制剂 Y27632，则能在一定程度上修复被高糖抑制的细胞缝隙通讯功能（图 2-23）。为了进一步验证 ZO-1 和 F-actin 是否也参加了高糖刺激下细胞缝隙通讯功能的改变,在高糖培养的 GMCs 中,转染 ZO-1 siRNA 或者使用细胞骨架聚合抑制剂 cytochalasin D,结果发现,二者都能在一定程度上逆转高糖抑制的细胞缝隙通讯功能(图 2-23)。

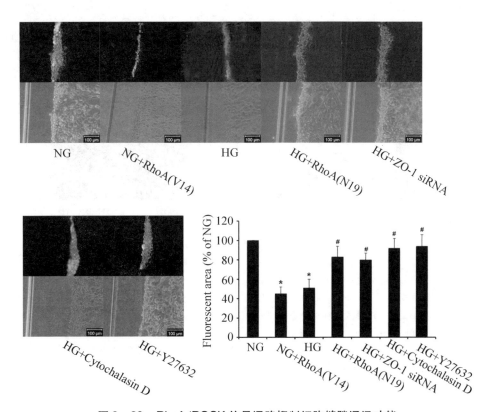

图 2-23 RhoA/ROCK 信号通路抑制细胞缝隙通讯功能

注:GMCs 在正常糖(NG,5.5 mM)条件下转染 RhoA (V14),或者在高糖条件下转染 RhoA (N19) 或使用小分子 RNA 干扰 ZO-1。然后细胞与 cytochalasin D (1 μM) 或 Y27643 (10 μM) 在高糖 (HG,30 mM) 条件下共同孵育。使用荧光显微镜拍照观察荧光黄划痕加载实验的结果(放大倍数 100×,上排图片)。标尺表示 100 μm。实验重复至少 3 次,结果一致。$^*P < 0.05$ vs. 正常糖组,$^#P < 0.05$ vs. 高糖组。

7. 高糖诱导的 connexin 43 蛋白的下调通过溶酶体途径完成

据报道,connexin 43 蛋白的降解即涉及自噬途径,同时也与蛋白酶体途径有关。为了进一步明确高糖条件下 connexin 43 蛋白的下调是依赖于自噬途径还是依赖于蛋白酶体途径,还是同时与这两条途径相关,我们在实验中使用了自噬抑制剂 3-Methyladenine 和 bafilomycin A1 以及蛋白酶体抑制剂 MG-132。

Western blotting 结果发现,MG-132 抑制剂能有效抑制高糖诱导 connexin

43蛋白的下调,而3-Methyladenine和bafilomycin A1对高糖条件下connexin 43蛋白的下调没有明显影响(图2-24)。以上结果提示,高糖条件下,connexin 43蛋白的下调主要通过蛋白酶体途径实现,而非自噬途径。

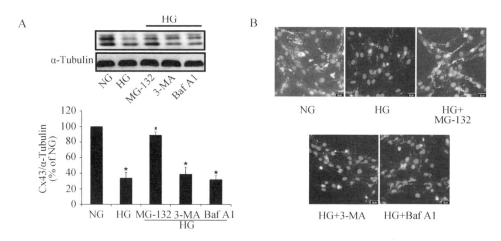

图2-24 蛋白酶体参与了高糖诱导的connexin 43的蛋白下调过程

注: A图为GMCs在正常糖(NG, 5.5 mM)条件下培养或者在高糖条件下(HG, 30 mM)与MG-132(10 μM)、3-methyladenine(10 mM)或bafilomycin A1(10 nM)共同培养30 min。提取细胞蛋白,使用免疫印迹法检测connexin 43的蛋白水平变化。α-Tubulin作为上样量对照。B图为GMCs在正常糖(NG, 5.5 mM)条件下培养或者在高糖条件下(HG, 30 mM)与MG-132(10 μM)、3-methyladenine(10 mM)或bafilomycin A1(10 nM)共同培养30 min。使用免疫荧光方法检测connexin 43的蛋白水平。绿色荧光表示connexin 43,蓝色荧光表示细胞核。标尺表示20 μm(放大倍数400×)。所有实验重复至少3次,结果一致。$^*P<0.05$ vs. 正常糖组,$^\#P<0.05$ vs. 高糖组。

三、研究讨论

我们在前期的研究中发现了,RhoA/ROCK信号通路和细胞缝隙连接蛋白connexin 43都参与了高糖刺激的肾小球系膜细胞中NF-κB的激活。在本研究中,我们发现了一个有趣的现象,在肾小球系膜细胞中通过过表达connexin 43能逆转RhoA/ROCK信号通路激活所诱导的NF-κB p65的核转位。实验结果提示,connexin 43在RhoA/ROCK信号通路诱导的NF-κB p65的核转位过程中发挥了重要的介导作用。而connexin 43是通过怎样的机制参与到RhoA/ROCK信号通路诱导的NF-κB的激活中来的,需要更为深入地探索。

迄今为止,研究尚未完全揭示细胞缝隙连接蛋白的组装和降解机制。部分研究发现,小分子量G蛋白Rho GTPases,对connexin 43的蛋白和功能具有调控作用。我们在当前研究中发现,在链脲佐菌素诱导的糖尿病大鼠肾脏组织中和高糖刺激的肾小球系膜细胞中,RhoA/ROCK信号通路的激活,参与了connexin 43 蛋白的降解和细胞缝隙通讯功能的抑制，使用 Y27632 或法苏地尔抑制 RhoA/ROCK 信号通路的活化，能有效逆转 connexin 43 蛋白的降解并修复细胞缝隙通讯功能。

RhoA/ROCK 信号通路激活后，通过磷酸化肌球蛋白轻链磷酸酶（MYPT）延长肌球蛋白轻链活性[185]，促进 F-actin 的聚集增多、细胞骨架重构[186]。小分子 G 蛋白家族，包括 RhoA，能够通过调节不同种类的肌动蛋白丝的组装，影响一系列基于细胞骨架变化的细胞过程[187-189]。细胞骨架对细胞缝隙连接的影响尚未被完全揭示[125,190]。但在大鼠心肌细胞中发现，RhoA 和 F-actin 能动态调控 connexin 43 通道的通透性[191]。在本研究中，我们发现，F-actin 在 RhoA/ROCK 信号通路对 connexin 43 的调控过程中发挥了重要的作用。在使用 F-actin 抑制剂 cytochalasin D 破坏 F-actin 的网络结构后，能有效抑制高糖和转染突变质粒 RhoA（V14）（持续活化 RhoA）诱导的 connexin 43 的蛋白降解，提示在肾小球系膜细胞中 RhoA/ROCK 信号通路对 Cx43 的调控依赖于下游对细胞骨架 F-actin 的影响。

Connexin 43 的羧基末端可以和许多蛋白相互作用，这些蛋白介导细胞缝隙连接与其他连接形式，信号转导分子以及细胞骨架相互连接。在这些蛋白之中，ZO-1 这个蛋白尤其被关注。它通过自身的 PDZ 结构域和 connexin 43 的羧基末端相互作用[125,190]。ZO-1 属于细胞膜相关的鸟苷酸激酶家族，最初被界定为细胞紧密连接的成分。ZO-1 作为一个支架蛋白，将 connexin 43 与细胞骨架连接起来，对于 connexin 43 在细胞膜上的定位和斑块的大小具有调控作用。现有研究表明，ZO-1 和 connexin 43 的结合能影响 connexin 43 斑块的定位分布和稳定性，进而影响细胞缝隙通讯功能[125,190,192-195]。ZO-1 分布在细胞缝隙连接蛋白斑块周围，调控 Connexins 与其他激酶和磷酸酶的对接模式，进而影响其活性和功能[196]。研究表明，在 G 蛋白偶联受体激动剂的作用下，ZO-1 和 connexin 43 的结合增加，抑制了细胞缝隙通讯功能[197]。在大鼠心肌细胞中发现，ZO-1 和 connexin 43 的共定位局限在 27% 的重叠，ZO-1 更多地分布在 connexin 43 斑块的周围[198]。在正常大鼠的心室，ZO-1 和 connexin 43 之间只存在低度到中度的共定位，通过酶法将心肌细胞从完整心室中解离的过程中（该过程能诱导细胞缝隙连接的内化降解），发现 ZO-1 和 connexin 43 的结合增加[199]。

我们在研究中发现，在高糖刺激下，肾小球系膜细胞中 ZO-1 和 connexin 43 的结合增加的同时，伴随着 connexin 43 蛋白量的下调。进一步的研究发现，在高糖刺激的肾小球系膜细胞中敲除 ZO-1，能有效抑制 connexin 43 蛋白的降解，提示 ZO-1 在高糖诱导的 connexin 43 蛋白下调中发挥了重要作用。基于以上实验结果，我们推测适量的 ZO-1 和 connexin 43 的结合，对维护肾小球系膜细胞膜上 connexin 43 斑块的稳定性有积极意义，但是过多的 ZO-1 和 connexin 43 的结合，反而会破坏其稳定性，导致 connexin 43 的内化降解。在高糖刺激的肾小球系膜细胞中，正是由于 ZO-1 和 connexin 43 的过度结合，导致了 connexin 43 蛋白的减少。现有研究提示，connexin 43 是一个短寿命蛋白，其降解过程与溶酶体和蛋白酶体途径都相关。我们的研究发现，蛋白酶体抑制剂能有效抑制高糖诱导的 connexin 43 的降解，而溶酶体抑制剂对 connexin 43 的蛋白水平没有明显影响，提示在高糖条件下 connexin 43 的降解主要依赖蛋白酶体途径实现。

非受体酪氨酸激酶 c-Src 也是可以和 connexin 43 的羧基末端相互作用的蛋白。激活的 c-Src 主要通过其 SH2、SH3 结构域和 connexin 43 相互作用，通过磷酸化 connexin 43 的酪氨酸残基调控细胞间通讯和 connexin 43 的内化[163,200]。研究发现，c-Src 与 connexin 43 的结合都将导致 ZO-1 从 connexin 43 的特定结合位点解离，从而导致细胞缝隙连接斑块的内化[163,201,202]。结合我们已有研究结果，我们发现，高糖诱导下，肾小球系膜细胞中 Cx43 和 ZO-1 结合增加，同时伴随着 c-Src 与 connexin 43 结合的减少，c-Src 转位到胞浆，提示 c-Src 和 ZO-1 与 Cx43 羧基末端相互作用过程中存在一个平衡，可能其中任何一个蛋白的过多结合都将导致另一个蛋白的解离[181]。但是，ZO-1 和 connexin 43 的过多结合是通过怎样的机制促使了 c-Src 的游离并转位到胞浆，这还需要更为深入的研究。

同时，我们的实验结果还发现，F-actin 在高糖刺激下 ZO-1 和 connexin 43 的过度结合中发挥了重要的作用。在高糖刺激下，F-actin 聚集增多，并且在细胞膜处增多明显，这种改变同时伴随着 ZO-1 在细胞膜上的聚集增加。免疫共沉淀的结果提示，在高糖刺激下，F-actin 和 ZO-1 的结合明显增加。我们使用 cytochalasin D 直接破坏细胞骨架 F-actin 的网络结构，发现能有效抑制 ZO-1 和 connexin 43 的过度结合。在星形胶质细胞中发现，sphingosine-1-phosphate（S1P）刺激可以诱导 ZO-1 和 connexin 43 的过度结合，从而抑制细胞缝隙通讯功能[197]。而在小鼠纹状体胶质细胞中发现，S1P 可以通过激活 Rho GTPase/ROCK 抑制细胞缝隙通讯功能[203]，提示 Rho GTPases 的活化与 ZO-1 和 connexin 43 之间的结合以及细胞缝隙通讯功能的抑制之间存在潜在的联系。结合我们的实验结果，我们得出这样的结论，在高糖刺激的肾小球系膜细胞中，connexin 43 蛋白的降解可能是 RhoA/ROCK 信号通路激活后，启动了细胞骨架的增多重构，F-actin 增加后，介导 ZO-1 定位于细胞缝隙连接斑块周围，和 connexin 43 的结合增加，继而破坏了 connexin 43 和 ZO-1 复合物的斑块稳定性，导致了 connexin 43 的内化降解，并且最终激活 NF-κB，促进了糖尿病肾病的病理进程。

我们在研究中还发现，在高糖条件下，敲除 ZO-1 蛋白和使用 cytochalasin D 后，都能在一定程度上修复受损的细胞通讯功能，提示 ZO-1 和 F-actin 可能通过影响 connexin 43 从而影响细胞缝隙通讯功能。我们的这一研究结果与他人以前的研究结果相似，在前列腺上皮细胞中，使用 cytochalasin D 破坏 F-actin 后，能够诱导缝隙连接的快速组装，增强细胞缝隙通讯功能。但是另有研究也显示，在大鼠心肌细胞中，使用 cytoxic necrotizing factor 1 激活 RhoA，能够增强细胞缝隙通讯功能，而使用 cytochalasin D 破坏 F-actin 后，能够快速诱导细胞缝隙通讯功能的降低。以上相异的结果提示，在不同的细胞类型中，RhoA/ROCK 信号通路对细胞缝隙的调控机制不尽相同，这可能是不同组织中细胞缝隙连接蛋白所发挥的生理作用不同而导致的。

在本研究中，我们在高糖刺激的肾小球系膜细胞中探索了 RhoA/ROCK 信号通路和细胞缝隙连接蛋白 connexin 43 之间的潜在联系。我们的研究结果发现，高糖刺激下，RhoA/ROCK 信号通路的活化导致了细胞缝隙连接蛋白 connexin 43 的降解。这一过程可能依赖于 RhoA/ROCK 信号通路对细胞骨架 F-actin 的调控，F-actin 的聚集增多导致了锚定蛋白 ZO-1 和 connexin 43 的结合增加，二者结合的增加破坏了 connexin 43 斑块的稳定性，导致 connexin 43 的内化降解。这一系列过程，最终激活了 NF-κB，从而促进了糖尿病肾病的病理进程。本部分研究以 RhoA/ROCK 信号通路和细胞缝隙连接蛋白 connexin 43 对 NF-κB 的独立调控为基础，进一步揭示了 RhoA/ROCK 信号通路对 connexin 43 的影响，丰富了糖尿病肾病的致病机制研究，为将 RhoA/ROCK 信号通路和 connexin 43 作为抗糖尿病肾病的治疗靶点提供了新的理论依据。

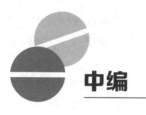

中编　抗糖尿病肾病药效研究

- 第三章　糖尿病肾病药物治疗现状和展望
- 第四章　抗糖尿病肾病药物干预研究

第三章 糖尿病肾病药物治疗现状和展望

糖尿病肾病是糖尿病最常见的微血管并发症。糖尿病肾病患者会经历一个肾脏功能逐渐丢失的过程，大部分糖尿病肾病患者最终会过早死亡或者在反复透析后死亡。目前对糖尿病肾病的治疗手段主要是减缓肾脏功能丢失的过程，包括通过代谢控制、血压控制和脂质调控。

目前对糖尿病肾病的干预方法以严格控制血糖和血压为主。良好的血糖控制能有效延缓糖尿病肾脏并发症[204]。将血压维持在正常范围内对糖尿病肾脏并发症也有裨益[205]。但是，如果糖尿病患者的肾脏已经表现出功能损害，例如尿白蛋白/肌酐的值出现上调，就需要采用多样干预手段来延缓肾脏损伤。

针对这类糖尿病患者，治疗方法集中在干预肾素-血管紧张素-醛固酮系统。肾素-血管紧张素-醛固酮系统抑制剂通过降低血压，减少蛋白尿的生成，从而保护肾脏功能。虽然该治疗方法用于糖尿病肾病的治疗在近二十年来显示出了一定的积极作用，但是接受这一治疗方法的患者仍然存在其他的风险，肾脏衰竭的过程仍然需要得到更好的控制。糖尿病肾病患者需要能够更好地减慢糖尿病状态下肾衰过程的干预手段和药物。近来，以传统的风险因子为靶点的药物开发，包括血压控制、降低血脂等，并未取得预期的效果。虽然目前2型糖尿病肾病患者可以选择的有效治疗药物并不能尽如人意，但是，针对这一疾病的新的靶点和药物的开发一直未曾停止，部分预实验的研究结果显示，一些在研新的化合物具有很好的潜在肾脏保护作用。

目前糖尿病肾病的干预手段，包括传统降血糖药物、肾素-血管紧张素-醛固酮系统抑制剂（含直接的肾素抑制剂以及醛固酮拮抗剂）、抗氧化剂（含Nrf2激动剂等）、炎症抑制剂以及一些近年来新型的治疗药物（含胰高血糖素样肽-1和DPP-IV抑制剂等）。

第一节　降糖药物与影响肾素-血管紧张素系统的药物

一、血糖控制的药物

对糖尿病患者而言，降低血糖、回复到理想血糖水平是缓解各类并发症的关键措施，包括缓解糖尿病肾病。一些临床试验也基本证实该结论：使用降血糖药物控制血糖水平，能有效缓解糖尿病状态下的肾脏并发症。一项临床研究的 Meta 分析显示，通过改善糖化血红蛋白水平能够降低 60% 以上的糖尿病肾病风险[206]。1 型糖尿病患者参加 Diabetes Control and Complications Trial 试验以及 2 型糖尿病患者参加的 UK Prospective Diabetes Study 试验也进一步验证了良好的血糖控制对肾脏病变的保护作用；另据报道，在一项 Action in Diabetes and Vascular Disease 试验中，通过血糖控制，能延缓同龄的 2 型糖尿病患者的肾脏并发症[207]。目前，除胰岛素降低血糖以外，临床上使用的口服降血糖药物包括：促胰岛素分泌剂（包括磺酰脲类和氯茴苯酸类）、双胍类、噻唑烷二酮类、α-葡萄糖苷酶抑制剂、醛糖还原酶抑制剂等。

二、以肾素-血管紧张素-醛固酮系统为靶点的治疗药物

目前，临床上干预糖尿病肾病的药物较多地以肾素-血管紧张素-醛固酮系统为治疗靶点：使用血管紧张素受体抑制剂和血管紧张素转换酶抑制剂都能有效减少蛋白尿的产生，从而延缓肾脏损伤[92,208,209]；对出现肾脏损伤的 2 型糖尿病患者使用血管紧张素受体抑制剂，能在一定程度上延缓肾损伤向终末期肾病转变[210]。尽管干预肾素-血管紧张素-醛固酮系统能在一定程度缓解糖尿病肾病，但糖尿病患者发展为终末期肾病的风险并未得到完全控制，因为开发其他更为有效的治疗方法还是十分必要。

第二节　抗氧化药物

一、维生素 C 和维生素 E

一篇关于抗氧化治疗糖尿病肾病的综述中提到[13]，维生素 C 单独使用或

者联合维生素 E 使用,能够降低糖尿病患者微蛋白尿。1 型糖尿病患者使用高剂量的维生素 E(1800 IU/d)能够在一定程度上修复肾脏功能。但是这方面的研究存在一定局限性,主要是观察周期较短和样本量较少。相反,另一项周期为 4 年的 Heart Outcomes Prevention Evaluation(HOPE)研究,观察了 3 600 名糖尿病患者,其中部分患者已经出现微蛋白尿。给予这些患者 400 IU/d 的维生素 E 补充治疗,并不能有效降低心血管并发症风险。所以,基于维生素 C 和维生素 E 的抗氧化治疗,能否有效延缓糖尿病肾病进程还有待进一步明确。

二、干预 Nrf2 的治疗

Nuclear factor erythroid 2p45-related factor 2(Nrf2)是细胞内对抗氧化应激的关键转录因子,其通过与 DNA 序列上的抗氧化剂反应元件(antioxidant response element,ARE)结合调控过氧化氢酶(catalase,CAT)、血红素加氧酶-1(heme oxygenase-1,HO-1)、超氧化物歧化酶(superoxide dismutase,SOD)、谷胱甘肽-S-转移酶(glutathione S-transferase,GST)、NAD(P)H 醌氧化还原酶和硫氧还蛋白等的表达,从而对抗氧化应激。机体在基础水平下,Nrf2 与抑制分子 keap1(Kelch-like ECH-associated protein 1)结合,存在于胞浆中,并在 keap1 的介导作用下,迅速被蛋白酶体降解。在氧化应激的情况下,Nrf2 与 keap1 分离,转位进入细胞核,与 ARE 结合,调控抗氧化应激相关基因的表达,从而发挥抗氧化应激的保护效应[211]。研究发现,Nrf2 高表达于肾脏组织[212],在高糖环境下的肾脏组织和肾脏细胞中,Nrf2 的活性上调,其下游的抗氧化基因表达增加,通过 Nrf2 调控的下游抗氧化应激蛋白 HO-1 系统可发挥肾脏保护功能。

目前的研究显示,激活 Nrf2 抗氧化应激保护系统可以改善肾病进程中的肾功能,改善糖尿病肾病症状和急性缺血性肾损伤,并且能够延缓肾小球硬化进程[213-216]。敲除 Nrf2 基因后,实验动物会出现狼疮样自身免疫性肾炎,强化环孢素诱导的肾小管间质纤维化,加剧动物的氧化应激、炎症和肾病进程[213,217,218]。我们前期的研究也证实,在 GMCs 中,sirt1 可以通过激活 Nrf2/ARE 信号通路缓解糖化终产物诱导的 FN 等纤维化因子的表达[219]。姜黄素是天然来源的二酮类化合物,是 Nrf2 的激动剂。研究发现,姜黄素能够缓解慢性肾病诱导的氧化应激和肾脏炎症[220]。一项临床实验显示,bardoxolone methyl 能够通过与 keap1 的半胱氨酸残基相互作用,促进 Nrf2 向细胞核内转位,并上调 Nrf2 的抗氧化效应,与安慰剂相比,该化合物显示出一定的糖尿病肾病治疗意义[30,31],但是该项临床试验在次年终止,主要原因是由于 3 期临床实验中出现了较高的死亡率,较为可惜,但是以 Nrf2 为靶点的抗糖尿病肾病的药物研究仍未止步，科研人员开发出了一系列 Nrf2 的激动剂，如 allyl sulfides、dithiolethiones、flavonoids、isothiocyanates、polyphenols 和 triterpenoids，这些化合物能否成为糖尿病肾病的治疗药物，有待进一步研究明确。

第三节 抗炎症药物

炎症在糖尿病肾病进程中发挥了重要的介导作用。炎症通过诱导肾小球硬化、肾小管萎缩和纤维化促进糖尿病肾病的发展。因而，给予抗炎治疗可能是潜在的糖尿病肾病的治疗策略。

一、抑制 NF-κB

截至目前，已有众多动物研究和人体研究表明，NF-κB 在胰岛素抵抗中发挥了关键作用，介导了糖尿病病理进程。在糖尿病状态下，肾脏中的 NF-κB 活性增加，其在肾脏系膜细胞、肾小球内皮细胞和足细胞中，通过炎症反应介导肾病病变。鞣花酸能有效抑制 NF-κB 活性，对糖尿病大鼠的肾脏损伤和肾脏氧化应激有明显改善作用[221]。南蛇藤醇同样有抑制 NF-κB 活性、改善 db/db 小鼠的胰岛素抵抗以及肾脏损伤的作用[222]。我们课题组也发现黄连素能有效改善高糖刺激的肾小球系膜细胞纤维化成分的表达以及糖尿病大鼠的肾脏损伤，其作用主要也是抑制肾脏 NF-κB 的活性[223,224]。在动物模型中使用戊聚糖多硫酸酯也能通过抑制肾脏 NF-κB 的活性有效缓解糖尿病肾病症状[225]。但是目前还没有专门针对 NF-κB 的抑制剂在临床上作为糖尿病肾病的治疗药物使用，这还需要更为深入地研究。

二、环氧合酶抑制剂

环氧合酶抑制剂通过抑制环氧合酶，阻断前列腺素的合成，是临床上常用的抗炎药物，这类药物也称为非甾体解热镇痛药。研究发现，给予环氧合酶抑制剂阿司匹林可以减少糖尿病肾病患者的蛋白尿水平[226]。阿司匹林和替米沙坦合用，可以通过抑制 TGF-β/smad 信号通路缓解链脲佐菌素诱导的糖尿病肾病[227]。据报道，环氧合酶-2 抑制剂可以改善肾脏血流动力学，减少肾脏促纤维化因子的表达[228]。但是最近有研究报道，在为期 8 年的临床观察中，低剂量的阿司匹林对于出现肾病症状的糖尿病患者并未显示出治疗效应[229]。所以，环氧合酶抑制剂对于糖尿病肾病的治疗是否具有积极意义还需要更多研究去明确。

三、PPAR-γ 激动剂

过氧化物增殖激活受体（PPARs）是一类由配体激活的核转录因子，属于Ⅱ型核激素受体超家族，包括由不同基因编码的 3 种亚型（PPAR-α、PPAR-δ 和 PPAR-γ），能调节摄入脂肪的储存和代谢。研究发现，PPAR-δ 与 PPAR-γ 是抗糖尿病药物作用的靶点，已经被证实在调节胰岛素敏感性、脂质代谢、脂肪生产以及细胞生长等方面具有重要的作用。研究发现，在糖尿病状态下，PPAR-γ 激动剂能减少炎症分子，如 PAI-1、ICAM-1 以及 NF-κB 在肾脏中的表达，并且能改善肾脏功能[92]。PPAR-γ 激动剂罗格列酮能增加糖尿病大鼠的肌酐清除率和血浆转铁蛋白含量，并降低尿白蛋白/肌酐比值、糖化血红蛋白、血浆中 TNF-α 和 ICAM-1 含量以及血清过氧化脂质水平，提示其对糖尿病状态下肾脏功能具有保护作用[230]。在 PPAR-γ 激动剂的临床使用过程中，曲格列酮因严重肝脏毒性而被撤出市场，后续上市的罗格列酮又由于心脏安全性问题被限制使用。2014 年，日本武田药业的吡格列酮，商品名为艾可拓，由于隐匿致膀胱癌的风险，被美国食品药品监督管理局处以巨额罚款。这一系列事件导致噻唑烷二酮类的 PPAR-γ 激动剂在糖尿病治疗领域的地位岌岌可危，但是科学家并未停止脚步，他们仍然在不断开发寻找更为有效安全的 PPAR-γ 激动剂。

四、其他抗炎药物

"脂肪细胞因子"是来自脂肪的一种激素，在防止胰岛素抗性/糖尿病和动脉粥样硬化中起关键作用。被命名为 AdipoRon 的化合物能通过与 AdipoR1 和 AdipoR2 受体结合介导"脂肪细胞因子"的抗糖尿病作用，并激活这两个受体从而减轻吃高脂肪食物的小鼠和遗传性肥胖小鼠的胰岛素抗性和葡萄糖耐受不良[231]。糖尿病大鼠过表达脂联素可以保护肾脏 nephrin 蛋白，下调 TGF-β 水平，减少蛋白尿的产生[232]。"脂肪细胞因子"或其激动剂对于人糖尿病肾病的疗效还有待进一步确认。肿瘤坏死因子（TNF-α）是一种促炎症的细胞因子，与健康人群相比，在糖尿病患者肾脏组织中、血清中以及尿液中，TNF-α 的表达都是增加的，抑制 TNF-α 能在一定程度上改善糖尿病肾病[233,234]。pentoxifylline 能抑制 TNF-α 的 mRNA 水平。联合血管紧张素转化酶抑制剂或血管紧张素Ⅱ受体抑制剂，pentoxifylline 能有效降低糖尿病肾病患者的蛋白尿水平，提示其对血管紧张素系统阻断剂具有较高的协同保护肾脏作用[235]。雷帕霉素是免疫抑制剂的一种，可以抑制 mTOR 信号通路介导的糖尿病肾病[236]。高糖诱导 mTOR 活性的增加，其活性的增加又促进肾脏的病变，包括系膜区的扩展和肾小球基底膜的增厚。研究发现，雷帕霉素可以减少糖尿病状态下肾脏巨噬细胞的浸润，减少 TGF-β 的表达，降低单核趋化蛋白水平，改善肾脏炎症，从而从早期缓解糖尿病肾病的病理进程[237]。雷帕霉素可以减少足细胞凋亡、减少肾小球基底膜的增厚以及减轻肾脏细胞外基质的累积，从而缓解糖尿病导致的肾损伤[238]。所以，雷帕霉素有希望成为糖尿病肾病新的治疗药物。

第四节　糖尿病肾病治疗药物展望——新型的糖尿病治疗药物

一、GLP-1

胰高血糖素样肽-1（glucagon-like peptide 1，GLP-1）是已发现的促胰岛素分泌作用最强的肠肽类激素，它根据人的进食情况，进而调控葡萄糖依赖的胰岛素分泌，它通过与 GLP-1 受体（GLP-1R）结合发挥作用。研究发现，GLP-1R 在内皮细胞和肾脏中都有表达[239]。GLP-1 结合 GLP-1R 后，可激活细胞膜内环腺苷酸（cAMP）和丝裂原激活蛋白激酶（MAPK）通路。胰岛成熟 β 细胞的 GLP-1 受体偶联 Gs，活化腺苷酰环化酶，产生 cAMP，后者与葡萄糖协同刺激胰岛素的合成和分泌，刺激胰岛素基因转录和胰岛素原生物合成，降低胰高血糖素浓度并抑制胰高血糖素分泌，增强细胞对胰岛素的敏感性，刺激胰岛素依赖性糖原合成，降低餐后血糖浓度。现有研究表明，GLP-1 除了可通过刺激胰岛素分泌、抑制胰高血糖素分泌及胃排空来降低血糖外，还具有胰岛保护功能，能减缓胰岛 β 细胞的凋亡，促进 β 细胞再生。此外，GLP-1 还能通过与脑内的 GLP-1R 相互作用，抑制食欲[240]。相关研究发现，GLP-1 对糖尿病肾病具有较好的改善作用，给予 GLP-1 能够减少糖尿病肾脏中炎症分子的表达，如 IL-6、TNF-α、NF-κB 等，从而改善糖尿病肾脏中的炎性反应和纤维化进程；GLP-1 可以通过与其受体相互作用，激活蛋白激酶 A，发挥肾脏保护作用；另外，GLP-1 可以通过抑制血管紧张素 Ⅱ 和 ERK 信号通路发挥肾脏内皮细胞保护作用[241]。

2 型糖尿病患者多存在胰岛素抵抗和胰岛素分泌不足两方面异常，随着病程的发展，中后期均会出现胰岛 β 细胞凋亡，胰岛素分泌减少甚至不分泌。传统的口服降糖药的作用机理多为增强胰岛素敏感性或促进胰岛素分泌以稳定血糖，这往往依赖于体内尚存的一定数量 β 细胞，在 β 细胞凋亡后传统降糖药物则无法发挥作用。然而，GLP-1 及其类似物除具有促进胰岛素分泌功能外，还能促进 β 细胞再生，具有独特的优势，是目前糖尿病药物开发的热门领域。礼来公司的艾塞那肽和诺和诺德公司研发的利拉鲁肽，作为 GLP-1 类似物，均已获得美国 FDA 批准上市，为糖尿病治疗提供了全新的选择方案。

二、DPP-IV 抑制剂

大量研究发现，胰高血糖素样肽-1（GLP-1）除了具有促进胰岛素分泌作用外，亦可抑制餐后胰高血糖素的分泌，延缓肠排空和抑制食欲。但是 GLP-1 半衰期短，在血液中可被二肽基肽酶Ⅳ（DPP-Ⅳ）迅速降解。因此，直接给 GLP-1 治疗糖尿病在临床上受到局限。为克服这一缺陷，研究者开发了能抵抗 DPP-Ⅳ降解作用的 GLP-1 同系物，除具有肠促胰岛素的生理作用外，还对 DPP-Ⅳ的降解作用不敏感，半衰期延长，并在临床上得到成功应用。另外，各种 DPP-Ⅳ的抑制剂，例如磷酸西格列汀和沙格列汀，能抑制 DPP-Ⅳ活性，防止肠促胰岛素失活，提高 GLP-1 的生物利用率，同样在临床上得到成功应用。DPP-Ⅳ抑制剂利拉利汀的 3 期临床实验数据显示，其能有效降低大约 30% 糖尿病肾病患者的蛋白尿，利拉利汀主要在肝脏中代谢和消除，而非肾脏，使其更适用于具有肾脏病变的糖尿病患者[242]。磷酸西格列汀连续使用 6 个月，能有效下调糖尿病肾病患者蛋白尿水平的 20%[243]。维格列汀还具有改善内皮功能的作用[244]。据相关报道，DPP-Ⅳ抑制剂能够减少糖尿病患者肾脏 MCP-1 的表达，但是对于 DPP-Ⅳ抑制剂如何调控糖尿病肾脏组织中的炎症反应和纤维化进程，有待进一步明确。综观近年来糖尿病药物研发领域，无论是新批准上市的药物，还是正在研发的项目，DPP-Ⅳ抑制剂都是最受关注的分支领域之一。

三、SGLT-2 抑制剂

在正常的血糖水平和正常的肾小球滤过率下，肾脏每天要过滤 160～180 g 葡萄糖（按 180 L 原尿量计算）。如果没有肾小管对葡萄糖的重吸收，每人每天大约要损失 30% 的能量。肾脏葡萄糖的重吸收主要发生在近端肾小管。钠－葡萄糖协同转运蛋白（SGLT）是一种葡萄糖转运蛋白，SGLT-1 和 SGLT-2 在肾小管近端小管上表达。SGLT-1 是低容积、高亲和性的转运体，在部分肾小管 S3 中表达，同时也在小肠中和心脏中表达，在小肠中的表达丰度略高于肾脏。相反，SGLT-2 是高容积、低亲和性的转运体，在肾小管 S1 中表达，介导 90% 的葡萄糖的重吸收。SGLT-2 负责肾脏葡萄糖的重吸收，小管液里的葡萄糖通过 SGLT-2 进入细胞后，又被上皮细胞基底膜侧的载体葡萄糖转运蛋白转运至周围毛细血管网中，从而完成肾小管对葡萄糖的重吸收，最终维持机体合适的血糖水平。每分子葡萄糖重吸收的同时，伴随着两分子钠的吸收。SGLT-2 抑制剂能通过抑制 SLCT-2，使肾小管中的葡萄糖不能顺利重吸收进入血液而随尿液排出，从而降低血糖浓度，加快葡萄糖和钠从体内排出，促进血糖浓度和糖化血红蛋白的降低[245,246]。

由于 SGLT-2 抑制剂降血糖的机制独特，不依赖于胰岛素，因此显然具有其他降血糖药物不一样的优点，而且可以通过缓解糖毒性进而改善一系列糖代谢异常，许多大型医药公司都积极参与这一领域的药物开发，如日本 Kissei 研发的 Remogliflozin 和 Sergliflozin、赛诺菲安万特研发的 SAR-7226、施贵宝和阿斯利康公司开发的 Dapagliflozin、强生公司开发的 Canagliflozin 等多个 SGLT-2 小分子抑制剂的候选药物被开发出来，都有较好的降低血糖效应。Dapagliflozin 就是一种 SGLT-2 的抑制剂。研究发现，该化合物与甲福明合用，与安慰剂对比，能将糖化血红蛋白降低到 0.84%，同时也观察到，使用 SGLT-2 的抑制剂后，糖尿病患者的体重和血压会降低，这可能与其排钠利尿作用有关[247]。尽管 SGLT-2 的抑制剂在糖尿病的治疗和心血管保护方面有益，但是部分研究提示，SGLT-2 的抑制剂可能具有诱导膀胱癌和乳腺癌的风险，可能与尿中葡萄糖浓度增高、导致尿路感染有关[248]。因此，对于 SGLT-2 的抑制剂在糖尿病肾病方面的治疗作用及其安全性研究，还需要进行更深入全面地考察。

小结：

虽然血糖控制是最好的干预糖尿病肾病的方法，抑制氧化应激和炎症也被证明是治疗糖尿病肾病的有效方法，但是许多临床实验使用的直接作用于这些靶点的药物还存在争议。针对糖尿病肾病患者，除了降血糖之外的治疗方法一直是研究的热点。新的治疗机制和潜在治疗药物也不断被提出和发现，相信随着科研工作者的不断努力，针对糖尿病肾病更为有效和理想的治疗方法一定会被发现和应用。

第四章 抗糖尿病肾病药物干预研究

我们在研究机制的同时,也在不断寻找治疗糖尿病肾病的有效药物,我们从植物来源的化合物中筛选出了黄连素和虎杖苷,研究了二者对糖尿病肾病的治疗效果并探讨了其作用机制,研究结果展示如下。

第一节 虎杖苷对高糖培养的肾小球系膜细胞 fibronectin 及 NF-κB 炎症信号通路的影响

一、研究背景介绍

糖尿病肾病(diabetic nephropathy,DN)是糖尿病慢性微血管并发症之一,是导致终末期肾衰竭的主要原因。DN 主要病理改变为肾脏纤维化,表现为肾小球硬化和肾小管间质纤维化。肾小球系膜细胞(glomerular mesangial cells,GMCs)是肾小球的主要功能细胞,无论在肾脏的生理功能还是病理变化中均发挥着重要的作用[249,250]。GMCs 分泌的细胞外基质(ECM)的积聚、增加是促使肾小球基底膜增厚、导致肾小球硬化的主要机制之一[251-253],纤维连接蛋白(fibronectin)是细胞外基质的重要组成部分,因此抑制肾脏纤维蛋白的增加将减少 ECM 的积聚、延缓或阻止肾小球硬化,从而有效防治 DN 的发生、发展。

糖尿病肾病病变机制尚未完全清楚,目前认为是多因素综合作用的结果,如糖脂代谢紊乱、肾脏血流动力学改变、蛋白质非酶糖基化、氧化应激等因素刺激导致了多元醇通路、丝裂原活化蛋白激酶(MAPK)等信号通路激活,导致了糖尿病状态下肾脏结构与功能的病理改变[4,254]。近年来,越来越多的研究发现,NF-κB 的激活及其介导的炎症反应亦参与了 DN 的发生发展过程,有人甚至还认为 DN 是一种慢性炎症[255]。糖尿病状态下,NF-κB 激活后可进一步调节一些炎症介质(如细胞黏附分子,intercellular adhesion molecule-1,ICAM-1)或细胞因子(转化生长因子 β,transfrom growth factor-beta,TGF-β)的过度表达,导致持续或放大的炎症反应,造成肾脏 fibronectin 等细胞外基质的分泌增多,这在糖尿病肾病的发生发展中起到了重要作用。

虎杖苷(polydatin,PD)是从蓼科蓼属虎杖的干燥根茎中提取的第4种单体,故又名虎杖结晶4号,是白黎芦醇(resveratrol,ReS)与葡萄糖结合的产物,它们均属于虎杖成分中的芪类化合物,即羟基二苯乙烯类化合物,化学名为3,4',5-三羟基芪-3-β-D-葡萄糖苷,也可称为白黎芦醇苷。相对于白黎芦醇,虎杖苷抗酶促氧化作用更强,水溶性也更好。与白藜芦醇被动渗透进入细胞不同,虎杖苷通过葡萄糖载体主动转运到细胞内[17,18]。这些性质都使虎杖苷比白藜芦醇具有更好的生物利用度。研究表明:PD具有抑制血小板聚集与血栓形成、降血脂、抗脂质过氧化、抗动脉粥样硬化、抗休克等作用;虎杖苷可以明显减轻炎症导致的细胞间黏附,减少黏附分子的表达[19-21]。对于虎杖苷的上述药理活性,既往的研究侧重于其对心脑血管等组织器官的影响。

虎杖苷具有良好的抗炎症黏附损伤的效应,这种效应对于糖尿病状态下炎症通路激活所引起的肾小球系膜细胞fibronectin等细胞外基质积聚,进而导致肾小球硬化的糖尿病肾损伤的保护作用研究尚未见相关报道。有鉴于此,本研究采用高糖培养的肾小球系膜细胞,观察虎杖苷对模型细胞fibronectin、NF-κB激活及ICAM-1、TGF-β1等指标的影响,用NF-κB特异性抑制剂PDTC作对照;探讨虎杖苷对高糖培养的肾小球系膜细胞fibronectin的抑制作用及其与影响NF-κB炎症信号通路的关联性,从体外细胞途径初步明确虎杖苷对糖尿病状态下肾小球系膜细胞的保护作用及其可能机制,为进一步探寻虎杖苷抗DN的作用及其临床运用提供依据。

二、研究结果

1. 各组大鼠体重、肾重、肾重/体重比(肥大指数)变化

从表4-1可以看出,实验12周结束时,糖尿病模型组与正常对照组相比,体重明显下降,肾重、肾重/体重(肥大指数)均明显升高($P<0.05$)。虎杖苷组与模型组相比能明显改善肾脏肥大指数($P<0.05$)。

表4-1 虎杖苷对STZ诱导的糖尿病肾损伤大鼠体重、肾重、肾重/体重比(肥大指数)的影响($\bar{X} \pm S$, $n=8$)

指　　标	正常对照组	模型对照组	虎杖苷组
体重(g)	490±8.12	362.14±18.14*	417.57±17.26*#
肾重(g)	2.34±0.17	3.30±0.69*	2.89±0.34#
肾重/体重(%)	0.67±0.05	0.96±0.07*	0.727±0.06#

注:与正常组相比*$P<0.05$,与模型组相比#$P<0.05$。

2. 各组大鼠肾功能变化

从表4-2可以看出，实验12周结束时，糖尿病模型组较正常对照组血糖、BUN、Cr、UP 24均明显升高（$P<0.05$），提示糖尿病大鼠肾功能损伤形成。虎杖苷组与模型组相比能显著降低血尿素氮、血肌酐、24 h尿蛋白（$P<0.05$），对血糖无明显降低作用。

表4-2 虎杖苷对STZ诱导的糖尿病肾损伤大鼠肾功能的影响（$\bar{X}\pm S$, $n=8$）

指 标	正常对照组	模型对照组	虎杖苷组
血糖（mM/L）	5.60±0.64	22.53±3.81*	18.03±1.46#
血尿素氮（mM/L）	6.13±1.27	13.53±2.12*	8.37±1.19#
血肌酐（μM/L）	25.38±5.56	48.43±10.08*	30.00±4.21#
24 h尿蛋白（g/L）	14.40±3.56	100.74±12.87*	54.18±9.89*#

注：与正常组相比 *$P<0.05$，与模型组相比 #$P<0.05$。

3. 各组大鼠肾组织病理变化

各组大鼠每张切片选5～10个视野重点观察肾小球病理变化，结果见图4-1A、B。正常组：肾小球外层上皮细胞与肾小球囊有明显分界，结构未见明显异常。模型组：肾小球体积增大与系膜基质增生明显，系膜区基底膜区深染扩大，且肾小球内上皮细胞与肾小球囊粘连明显。虎杖苷组：肾小球体积增大较模型组明显改善，肾小球系膜区基质减少，上皮细胞与肾小球囊粘连减轻。与正常组大鼠比较，模型组大鼠出现明显的肾小球内细胞数增多，平均肾小球体积增加，系膜区基质增生明显，且肾小球内上皮细胞与外肾小球囊粘连，虎杖苷治疗12周后，肾脏形态学损伤明显改善，包括肾小球内细胞数明显减少、肾小球基底膜增厚及系膜细胞增生明显减轻，同时粘连也减轻。表明虎杖苷能够阻止或延缓糖尿病大鼠肾脏的病理损害。而且糖尿病模型组肾组织fibronectin表达与正常对照组相比明显升高（图4-1C）。与模型组相比，虎杖苷能够明显抑制肾组织fibronectin表达升高。

4. 各组大鼠肾组织肾小球细胞NF-κB（p65）的核内表达情况

经免疫组化染色，肾小球胞核阳性染色为棕黄色。结果显示：模型组与正常组比其肾小球细胞核内NF-κB（p65）的阳性表达量明显高于正常组，虎杖苷组的NF-κB（p65）的阳性表达量明显降低（图4-2A）。从图4-2B可以看出，糖尿病模型组肾组织IκB-α蛋白表达与正常对照组相比明显降低，与模型组相比，虎杖苷能够明显抑制肾组织IκB-α蛋白降解。提示糖尿病肾病大鼠NF-κB激活，虎杖苷可抑制NF-κB的激活，同免疫组化结果一致。从图4-2C

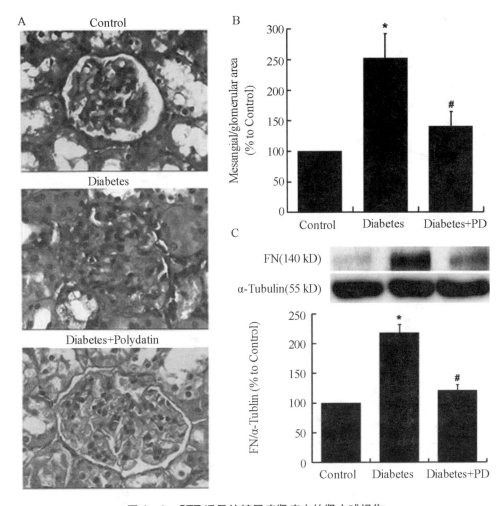

图 4-1　STZ 诱导的糖尿病肾病中的肾小球损伤

注：A 图和 B 图使用 Periodic acid-Schiff (PAS) 染色法进行肾小球病理分析。图片分别代表在原始基础上放大 400 倍的对照组、糖尿病组、虎杖苷组肾小球 PAS 染色切片。系膜基质指数代表系膜基质面积除以阴影部分面积的值。C 图免疫印迹法检测大鼠肾脏组织中 fibronectin 蛋白的表达水平。数据表示为均数±标准差，$n=8$。$^*P<0.01$ vs. 正常组，$^\#P<0.05$ vs. 糖尿病组。

可以看出，糖尿病模型组肾组织 ICAM-1 蛋白表达与正常对照组相比明显升高。与模型组相比，虎杖苷能够明显抑制肾组织 ICAM-1 蛋白表达的升高。从图 4-2D 可以看出，糖尿病模型组肾组织 TGF-β1 蛋白表达与正常对照组相比明显升高。与模型组相比，虎杖苷能够明显抑制肾组织 TGF-β1 蛋白表达的升高。

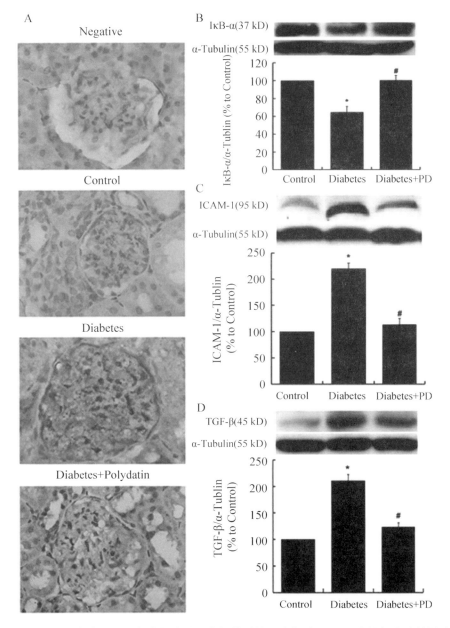

图 4-2　使用免疫组化和免疫印迹分析虎杖苷对糖尿病肾脏 NF-κB 定位与表达的影响

注：A 图为染色显示无 NF-κB p65 抗体的作为阴性对照组。免疫组化染色显示 NF-κB（深棕色）主要位于正常对照大鼠的细胞质。糖尿病组链脲佐菌素诱导 12 周后观察到 NF-κB 在细胞质和细胞核表达量均增加以及虎杖苷给药可使其部分减少。B 图、C 图、D 图为用免疫印迹方法分析检测大鼠肾脏中 IκB-α、ICAM-1 和 TGF-β1 的蛋白表达量。数据表示为均数 ± 标准差，$n=8$。* $P<0.01$ vs. 糖尿病组。在原始基础上放大 400 倍。

5. 虎杖苷可抑制高糖诱导的 fibronectin 的蛋白表达

免疫印迹的结果（图 4-3）显示：30 mM 高糖可显著诱导肾小球系膜 fibronectin 的蛋白表达上调，与正常组相比，虎杖苷各剂量组、NF-κB 特异性抑制剂组与模型组相比，对 30 mM 高糖诱导的 GMCs 的 fibronectin 表达增加有一定抑制作用，以虎杖苷中剂量组和高剂量组、NF-κB 特异性抑制剂组作用明显。而甘露醇对照对 fibronectin 表达无影响，提示虎杖苷具有抑制 30 mM 高糖诱导的 GMCs 的 fibronectin 蛋白表达的作用。激光共聚焦的图片结果显示正常对照组（normal group，图 4-3E-a）细胞只有少量的荧光染色；经 30 mM 高糖刺激 30 min 后、模型组（model group，图 4-3E-b）细胞密布 fibronectin 的荧光染色；虎杖苷组（polydatin group，图 4-3E-c）细胞少量荧光染色；NF-κB 特异性抑制剂组（PDTC group，图 4-3E-d），细胞极少见 fibronectin 的荧光染色。免疫荧光染色、激光共聚焦观察佐证了虎杖苷具有抑制 30 mM 的高糖刺激的肾小球系膜细胞分泌 fibronectin 的作用。

6. 虎杖苷可抑制糖尿病状态下 NF-κB p65 的入核

我们用免疫印迹的方法分别检测了 GMC 胞浆和胞核中 NF-κB p65 的蛋白表达。由结果（图 4-4A、B）可知，正常状态下，NF-κB p65 蛋白主要表达在细胞浆中；30 mM 高糖刺激 30 min 可明显诱导 GMC 胞核中 NF-κB p65 的蛋白表达增加、胞浆 NF-κB p65 蛋白减少。虎杖苷各剂量组、NF-κB 特异性抑制剂组与模型组相比，胞核中 NF-κB p65 的蛋白表达减少、胞浆中 NF-κB p65 蛋白表达增加，以虎杖苷中剂量组和高剂量组、NF-κB 特异性抑制剂组作用显著。另外，虎杖苷对 IL-1 和 TNF-α 诱导的 NF-κB p65 的入核也具有明显的抑制效应（图 4-4C、D）。提示虎杖苷有抑制胞浆中 NF-κB p65 向胞核转位的作用，该作用呈一定的量效依赖关系，而甘露醇对 NF-κB p65 核转位无影响（图 4-4F）。图 4-5 的激光共聚焦实验结果也进一步明确了虎杖苷对高糖诱导的 NF-κB p65 入核的抑制作用。从图中可见：正常对照组（normal group，图 4-5A）细胞核未见 NF-κB p65 的荧光染色；经 30 mM 高糖刺激 30 min 后，模型组（model group，图 4-5B）细胞核密布 NF-κB p65 的荧光染色；虎杖苷组（polydatin group，图 4-5C）细胞核散在 NF-κB p65 荧光染色；NF-κB 特异性抑制剂组（PDTC group，图 4-5D）细胞核极少见 NF-κB p65 的荧光染色。免疫荧光染色、激光共聚焦观察佐证了虎杖苷具有抑制 30 mM 高糖刺激的肾小球系膜细胞 NF-κB p65 核转位的作用。

7. 虎杖苷可剂量依赖性地增加胞浆 IκB-α 的蛋白表达

IκB-α 为 NF-κB 的抑制性蛋白。正常状态下，NF-κB 与其抑制蛋白 IκB-α 结合以非活性形式存在于细胞质中，在胞外刺激下，胞浆中 IκB-α 蛋白的降解

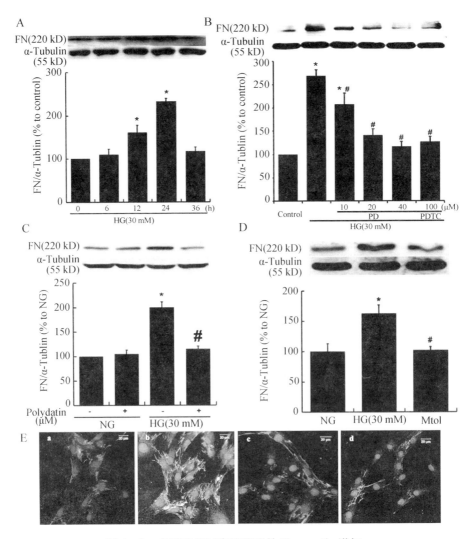

图 4-3 虎杖苷抑制高糖诱导的 fibronectin 增加

注：A 图为用免疫印迹方法检测不同时间点高糖刺激下 fibronectin 蛋白表达量。B 图、C 图为虎杖苷不同浓度对 30 mM 高糖诱导的 GMCs 细胞中 fibronectin 蛋白表达量的影响。D 图为甘露醇作为高渗对照组，对 fibronectin 蛋白的产生没有影响。α-tubulin 为内参。实验重复 3 次以上，并且结果一致。* $P < 0.05$ vs. 对照组，# $P < 0.05$ vs. 30 mM 葡萄糖组。E 图为激光扫描共聚焦显微镜下 fibronectin 分布荧光图像（放大倍数 400 ×）。绿色荧光表示 fibronectin 的位置。a：正常糖（5.5 mM）刺激下在细胞质中难以找到 fibronectin。b：30 mM 浓度糖刺激下 fibronectin 显著地过表达。c：40 μM 虎杖苷对于高糖诱导的 fibronectin 表达有一定抑制作用。d：加入 100 μM PDTC 明显地抑制了高糖诱导的 fibronectin 表达。标尺比例为 20 μm。以上展示了 3 组独立实验的代表性图像。PD：polydatin，虎杖苷。

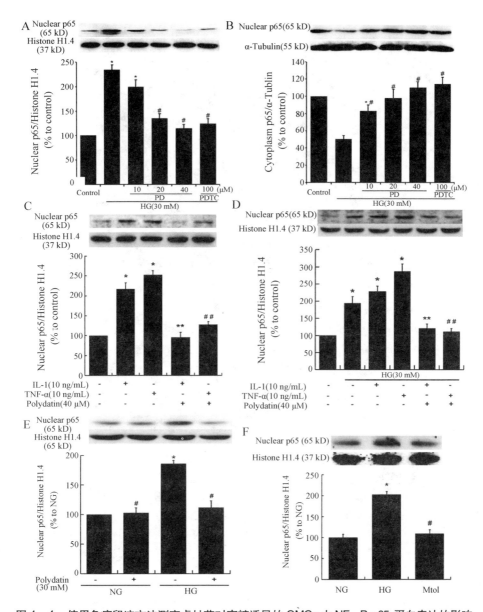

图 4-4　使用免疫印迹方法测定虎杖苷对高糖诱导的 GMCs 中 NF-κB p65 蛋白表达的影响

注：A 图为不同浓度的虎杖苷抑制细胞核中 30 mM 浓度糖诱导的 NF-κB p65 的表达。B 图为不同浓度的虎杖苷增加细胞质中 30 mM 浓度糖诱导的 NF-κB p65 的表达。C 图、D 图分别为虎杖苷抑制 IL-1 和 TNF-α 诱导的 NF-κB p65 的入核并降低胞浆中 NF-κB p65 的蛋白含量。E 图为虎杖苷对正常糖条件下的 NF-κB p65 的入核没有影响。F 图为甘露醇作为高渗对照组，对 NF-κB p65 蛋白的转移没有影响。Histone H1.4 为内参。实验重复 3 次以上，并且结果一致。$^*P<0.05$ vs. 对照组，$^\#P<0.05$ vs. 30 mM 葡萄糖组。PD：polydatin，虎杖苷。

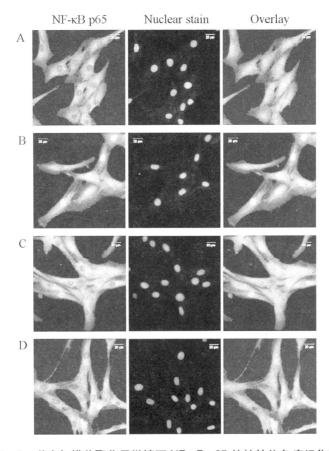

图 4-5 激光扫描共聚焦显微镜下 NF-κB p65 的核转位免疫组化图像

注：用绿色荧光标定 NF-κB p65 位置。虎杖苷抑制高糖（30 mM）诱导的 NF-κB p65 核转位。A 图为在无高糖（30 mM）刺激下，NF-κB 主要分布在细胞质。B 图为在高糖（30 mM）刺激下，NF-κB 转移到细胞核。C 图为虎杖苷（40 μM）对 NF-κB 核转位有一定的抑制作用，正如图所示在细胞核有一定的 NF-κB p65 染色。D 图为添加 PDTC（100 mM）能明显抑制高糖（30 mM）诱导的 NF-κB p65 核转位，正如图中没有发现核 NF-κB p65 染色。放大倍数 400×。标尺比例为 20 μm。图片为 3 次独立实验代表性结果。

可促进 NF-κB p65 的核转位，因此胞浆中 IκB-α 的蛋白表达量是佐证 NF-κB p65 核转位的重要指标。免疫印迹的结果（图 4-6）显示：30 mM 高糖刺激 30 min 即可引起 GMCs 胞浆 IκB-α 蛋白的降解。虎杖苷各剂量组、NF-κB 特异性抑制剂组与模型组相比，对高糖诱导的 GMCs 胞浆 IκB-α 的蛋白降解具有一定的抑制作用，尤以虎杖苷高剂量组、NF-κB 特异性抑制剂组作用显著。实验结果与胞浆/胞核 NF-κB p65 的蛋白表达结果相吻合，提示虎杖苷通过抑制 IκB-α 的降解、减少 NF-κB p65 的转位入核，从而抑制 NF-κB 的激活。

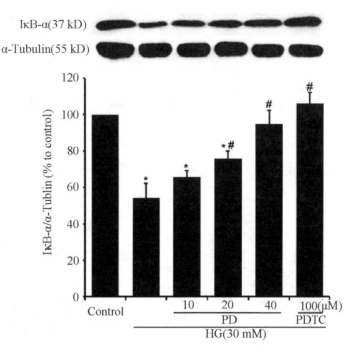

图4-6 通过蛋白免疫印迹法测定不同浓度的虎杖苷抑制细胞质中高糖（30 mM）诱导的IκB-α的降解的情况

注：α-tubulin作为内参。实验重复3次以上，并且结果一致。*$P<0.05$ vs. 正常组。#$P<0.05$ vs. 葡萄糖组。PD：polydatin，虎杖苷。

8. 凝胶电泳迁移实验观察虎杖苷对NF-κB p65核转位后与基因结合的活性影响

从图4-7中可见：正常对照组（normal group）细胞核只有少量NF-κB p65与具有NF-κB结合位点生物素标记探针结合；经30 mM高糖刺激2 h后，模型组（model group）有大量的p65蛋白与具有NF-κB结合位点生物素标记探针形成复合物，出现该复合物的目的迁移条带（图4-7A）；虎杖苷组（polydatin group）对比模型组则明显减少了NF-κB p65蛋白与具有NF-κB结合位点生物素标记探针复合物的形成；同样，NF-κB特异性抑制剂组（PDTC group）对比模型组亦显著减少了NF-κB p65与生物素标记探针复合物的形成（图4-7B）。凝胶迁移电泳实验观察证实虎杖苷能够抑制30 mM高糖刺激的肾小球系膜细胞中NF-κB p65与细胞核内参与NF-κB信号调控的相关基因的结合。

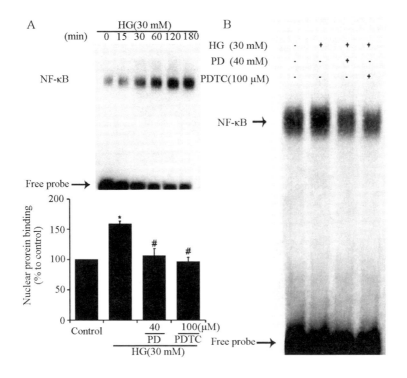

图4-7 虎杖苷抑制GMCs中高糖（30 mM）诱导的NF-κB的DNA结合活性

注：A图为GMCs于高糖中刺激特定的时间段。高糖处理GMCs导致NF-κB的DNA结合活性显著增强，并且在处理2 h时有最好效果（图4-7A）。B图为GMCs在含（泳道2、3、4）或不含（泳道1）高糖以及含PD（40 μM，泳道3）或PDTC（100 μM，泳道4）中孵育2 h。通过凝胶电泳迁移实验，使用生物探针分析上述处理后的细胞的核提取物。*$P < 0.05$ vs. 正常组。#$P < 0.05$ vs. 葡萄糖组。PD：polydatin，虎杖苷。

9. 虎杖苷可抑制高糖诱导的ICAM-1和TCF-β的蛋白表达

正常状态下，GMCs可表达少量的ICAM-1和TCF-β蛋白，30 mM高糖干预24 h即可显著诱导肾小球系膜ICAM-1和TCF-β的蛋白表达上调。免疫印迹的结果（图4-8）显示：虎杖苷各剂量组、NF-κB特异性抑制剂组与模型组相比，对30 mM高糖诱导的GMCs的ICAM-1和TCF-β表达增加有一定抑制作用，以虎杖苷高剂量组、NF-κB特异性抑制剂组作用明显。提示虎杖苷具有抑制30 mM高糖诱导的GMCs的炎症黏附分子ICAM-1和TCF-β蛋白表达的作用。

三、研究讨论

肾小球系膜细胞（glomerular mesangial cells，GMCs）是重要的肾脏固有细胞，也是肾小球的主要功能细胞，无论在肾脏的生理功能还是病理变化中均发

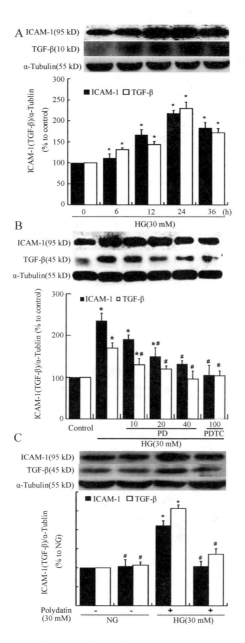

图 4-8 用免疫印迹法测定虎杖苷对高糖诱导的 GMCs 中 ICAM-1 和 TGF-β 蛋白表达的影响

注：α-tubulin 作为内参。实验重复 3 次以上，并且结果一致。* $P<0.05$ vs. 正常组，# $P<0.05$ vs. 葡萄糖组。PD：polydatin，虎杖苷。

挥着重要的作用，同时 GMCs 也是体外进行肾脏疾病实验研究的主要靶细胞[4,21]。GMCs 分泌的细胞外基质（ECM）积聚、增加是促进肾小球基底膜增厚，导致肾小球硬化的主要机制之一[251-253]，纤维连接蛋白（fibronectin）是细胞外基质的重要组成部分，因此抑制肾小球系膜细胞 fibronectin 的增加将减少 ECM 的积聚、延缓或阻止肾小球硬化，从而有效防治 DN 的发生、发展。

本研究结果表明：对比链脲佐菌素诱导的糖尿病大鼠肾损伤模型组，虎杖苷给药组可以明显改善糖尿病大鼠肾功能，肾组织 fibronectin 的表达较模型组明显降低，虎杖苷给药后可显著抑制模型大鼠肾组织的 fibronectin 表达。肾脏的 PAS 染色结果表明虎杖苷治疗 12 周后，肾脏形态学损伤明显改善，包括肾小球内细胞数明显减少，肾小球基底膜增厚及系膜细胞增生明显减轻，同时粘连也减轻。此外，我们采用免疫组织化学染色的方法先观察了各组大鼠肾小球细胞核内 p65 的表达分布，采用免疫印迹方法检测各组 IκB-α、ICAM-1、TGF-β1 等蛋白表达水平。结果显示：糖尿病肾损伤模型大鼠肾小球细胞核内 NF-κB p65 表达较正常组明显增加，胞浆中 IκB-α 蛋白水平较正常组明显降低，ICAM-1、TGF-β1 等蛋白表达水平则显著升高；给予虎杖苷干预后在肾小球细胞 NF-κB p65 核内表达较模型组色明显减少，IκB-α 蛋白水平较模型组明显升高，IκB-α、ICAM-1、TGF-β1 等蛋白表达水平显著降低。提示：在糖尿病肾损伤大鼠肾组织存在 NF-κB 的激活，而虎杖苷能显著抑制糖尿病肾损伤大鼠肾组织 NF-κB 的激活。从而为虎杖苷防治肾小球硬化，延缓糖尿病肾病的发生、发展提供了客观依据。

近年来，越来越多的临床和动物实验研究表明，炎症细胞因子在糖尿病肾病的发生、发展过程中发挥着重要作用[23]。Kretzler 等研究发现：糖尿病肾病患者肾组织出现了明显的炎性反应标志，在糖尿病肾病的进程中 NF-κB 调节的 138 种靶基因中有 54 种表达上调，并发现 NF-κB 增强子处-IRFF-01 组件被激活[256]。NF-κB 广泛存在于肾脏的各种细胞中，其活化后可启动多种基因的转录调控和蛋白合成，从而促使相关炎症因子表达上调，造成明显的炎症反应[25]，引起肾细胞增殖及组织局部单核 – 巨噬细胞浸润增加，加速肾小球硬化[26,27]。我们在前期的研究中也证实：小鼠糖尿病肾病模型肾组织 NF-κB 被激活[28]。由此可见，在糖尿病肾病炎症损害和纤维化病变进程中，NF-κB 的活化可能是一个中心环节[257]。抑制 NF-κB 的转位入核将有效阻抑糖尿病状态下肾脏炎症反应的发生，减缓或逆转糖尿病肾病病变的发生、发展。NF-κB 是抗糖尿病肾病药物的重要靶点。为了明确虎杖苷对肾脏的保护作用，我们在虎杖苷对高糖诱导肾小球系膜细胞 fibronectin 表达有显著抑制效应的基础上，观察了虎杖苷对 NF-κB 的活化、转位入核的影响。

实验结果表明：用 30 mM 高糖刺激肾小球系膜细胞一定时间后，可显著诱导 GMC 细胞核内 NF-κB p65 的蛋白表达增加和胞浆 IκB-α 的蛋白降解，同时核内 NF-κB p65 的蛋白基因结合活性显著增强，这些均提示高糖诱导了 GMC NF-κB 信号通路的激活；虎杖苷各剂量组可剂量依赖性地抑制高糖诱导的 GMC 核内 NF-κB p65 的蛋白表达和胞浆 IκB-α 的降解，初步提示虎杖苷能够抑制肾小球系膜细胞 NF-κB 的激活以改善糖尿病肾病炎性的病理损伤。

糖尿病状态下 NF-κB 激活可引起炎症黏附分子 ICAM-1 及转化生长因子 TGF-β 等的表达增加，这些因子不仅可加剧 ECM 的积聚，还可反过来刺激单核细胞、系膜细胞 NF-κB 的激活，引起炎性因子的表达水平进一步增高，进一步加重系膜外基质（ECM）堆积，使基底膜增厚，促进糖尿病肾病的发展[30]。因此，针对 NF-κB 调节的下游炎性因子，我们重点观察了虎杖苷对高糖诱导的肾小球系膜细胞 ICAM-1 和 TGF-β1 蛋白表达的抑制作用。

ICAM-1 是重要的炎性黏附分子，研究表明，糖尿病状态下 ICAM-1 表达增高，其介导的炎性细胞向肾小球内皮迁移是肾小球炎性细胞浸润及间质损伤的关键环节[31]，ICAM-1 的表达增加可加速肾小球巨噬细胞浸润及肾损伤[32]。另外，有基础研究发现 ICAM-1 基因启动子调控区内有 NF-κB 的结合位点，NF-κB 可与其基因启动子上的 NF-κB 序列结合从而调节 ICAM-1 的基因转录[33]。体外研究也发现高糖可以通过 PKC 和 NF-κB 依赖途径诱导大鼠系膜细胞 ICAM-1 的表达[258]。目前已有大量的文献证实，沉默 ICAM-1 基因[259-261]、使用抗 ICAM-1 的单克隆抗体[262] 均可明显抑制单核巨噬细胞浸润肾小球，减轻糖尿病大鼠的炎性反应，从而减轻肾损伤程度。本研究发现，高糖可刺激 GMCs 细胞间黏附分子-1（ICAM-1）的蛋白表达显著增加，虎杖苷可以剂量依赖性地抑制高糖诱导的肾小球系膜细胞 ICAM-1 的蛋白表达，提示虎杖苷对高糖诱导的肾小球系膜细胞 ICAM-1 的蛋白表达上调有十分显著的改善作用。

转化生长因子 β1（transfrom growth factor-beta，TGF-β1）是糖尿病肾病进程的重要致病因子，TGF-β1 参与了糖尿病状态下肾小球系膜细胞 fibronectin、胶原等细胞外基质的积聚，从而加剧了糖尿病肾病的进程[119,263-265]。在多种糖尿病动物模型及糖尿病患者体内均已证实，高糖诱导了 TGF-β1 mRNA 和蛋白的过度表达，促进了 fibronectin、胶原等细胞外基质的过度沉积，最终导致了器官的纤维化[121,265-267]。DN 患者肾脏系膜细胞 TGF-β1 合成增加已基本成定论，并认为糖尿病早期的肾小球肥大可能是 TGF-β1 介导的[268]。在 ECM 的更新代谢中，TGF-β1 的主要作用是增加基质合成和减少基质降解。近来有研究报道 NF-κB 参与了 ox-LDL 介导的 TGF-β1 的转录增加，并证实在 TGF-β1 基因启动子上具有与 NF-κB 结合的序列（在 -715 - -707 AGGGACTT）[269]。由此可见，TGF-β1 表达增加导致的肾小球系膜外基质增生可能为肾小球硬化及间质纤维化的主要原因。本研究发现，高糖刺激 24 h 即可显著诱导 GMC TGF-β1 的蛋白表达增加，虎杖苷可以剂量依赖性地抑制 TGF-β1 的蛋白表达，提示虎杖苷对高糖刺激的 GMC TGF-β1 的蛋白表达具有明显的改善作用。

综上所述，本研究无论采用链脲佐菌素诱导的糖尿病肾病大鼠模型还是高糖培养的肾小球系膜细胞，均发现虎杖苷可明显抑制模型动物/细胞的 fibronectin 蛋白表达及 NF-κB 的激活、ICAM-1 与 TGF-β1 的蛋白表达，提示虎杖苷有改善糖尿病大鼠肾损伤的作用，并且这种肾脏保护效应与影响 NF-κB 炎症信号通路密切相关，从体内体外途径初步明确了虎杖苷对糖尿病状态下肾脏的保护作用及其抗炎机制。作为糖尿病最为主要的并发症之一，糖尿病肾病的高死亡率迫切要求现代医药产业发明一种有效的治疗药物和手段，而本课题的研究为进一步探寻虎杖苷抗糖尿病肾病的作用及其临床运用奠定了基础。

第二节 黄连素通过抑制 RhoA/ROCK 信号通路改善实验性糖尿病肾病

一、研究背景介绍

糖尿病肾病，是糖尿病主要的微血管病变之一，是导致终末期肾脏病变的主要原因，被认为是全球范围内的健康灾难[270]。高血糖是其初始致病因子[271]，在血流动力学和代谢因子的相互作用下导致该并发症的形成[7]。目前，通过降低血糖和干预肾素-血管紧张素系统是治疗糖尿病肾病的主流方向，这些治疗也只是在一定程度上延缓肾脏衰竭，仍需要更为有效的治疗策略[272]。

过去的很多研究从细胞和分子水平为糖尿病肾病的发病学提供了解释。许多研究结果提示，RhoA/ROCK 信号通路在糖尿病肾病病理进程中发挥了重要作用。RhoA 是 Ras 超家族成员之一，属于小分子量 G 蛋白。和所有的小分子量 G 蛋白类似，RhoA 在两种构象之间循环：与 GDP 结合的失活构象和与 GTP 结合的活化构象。RhoA 结合 GTP 并经过脂质修饰后转位到细胞膜，可以识别其效应蛋白并与之相互作用，启动下游一系列生理效应，调控包括细胞收缩、迁移、黏附、细胞周期和基因表达，等等[96]。丝氨酸/苏氨酸激酶 Rho-激酶是目前为止研究最多的 RhoA 下游靶蛋白。RhoA 结合 GTP 活化后与 ROCK 的卷曲螺旋结构结合，使其发生多个氨基酸位点的磷酸化而被激活，并介导下游一系列磷酸化/脱磷酸化反应[95,273]。

近期的研究表明,在糖尿病状态下,RhoA 被激活。STZ 诱导的糖尿病大鼠肾脏皮质中,RhoA 转位到细胞膜上[101]。体外高糖培养的系膜细胞中也观察到了 RhoA 的激活[102]。糖尿病状态下的其他分子,包括 AGEs[274-276]、ROS[276],以及已糖胺途径[277]和氧化 LDL[278,279]都可以激活血管和肾脏细胞内的该调信号通路。我们课题组的前期研究发现,RhoA/ROCK 信号通路可以通过调控核转录因子 NF-κB,进而激活 ICAM、TGF-β1 促进炎症反应,最终导致细胞外机质 fibronectin 生成的增多,从而介导糖尿病肾病。

黄连素(berberine,[$C_{20}H_{18}NO_4$],又称小檗碱)是从毛莨科植物黄连(coptidis rhizoma,CR)、黄柏(cortex phellodendri)根茎中提取出的一种异喹啉类生物碱。既往研究证实:黄连素具有降低血糖、调节脂质代谢、改善胰岛素抵抗、抗炎、抗氧化、抑制醛糖还原酶等药理作用,显示黄连素作为防治糖尿病及其并发症用药具有一定的临床价值和应用前景[280-284],日益受到国内外学者的重视与关注。本课题组前期研究证实:黄连素可以明显改善链脲佐菌素诱导的糖尿病肾损伤大鼠的肾功能,显著抑制高糖诱导的肾小球系膜细胞的增殖、胶原合成和 fibronectin 表达,黄连素的上述作用可能与调节血糖与抗氧化应激相关联[285-287]。黄连素也能有效抑制链脲佐菌素诱导的大鼠肾脏和脂多糖刺激的肾小球系膜细胞中 NF-κB 活性[288,289]。黄连素对 S1P-Sphk1 信号通路的抑制也是其改善糖尿病肾病的机制之一。然而,黄连素对糖尿病肾病的改善作用是否也通过阻断 RhoA/ROCK 信号通路而发挥作用,有待进一步研究。

据此,我们拟从体内体外两方面探讨黄连素是否可能通过抑制 RhoA/ROCK 信号通路从而缓解糖尿病肾病。链脲佐菌素诱导糖尿病大鼠模型和高糖培养原代大鼠肾小球系膜细胞,观察给予黄连素后 RhoA/ROCK 信号通路以及 ICAM、TGF-β1 和 fibronectin 的变化。体内和体外研究结果提示,在实验糖尿病肾病中黄连素可以通过抑制(至少是部分抑制)RhoA/ROCK 信号通路来缓解糖尿病肾病。黄连素的抗活性氧作用可能是其阻断 RhoA/ROCK 信号通路的机制。

二、研究结果

1. 黄连素缓解链脲佐菌素诱导的糖尿病大鼠代谢参数和肾脏形态学

我们使用 STZ 诱导的糖尿病大鼠模型,给予黄连素,从高血糖形成开始持续给药 12 周。模型动物肾脏体重比,禁食后血糖值、血尿素氮、血尿肌酐和蛋白尿和正常组动物相比,上升明显,差异有统计学意义。黄连素给药组与模型动物相比,禁食后血糖值、血尿素氮、血尿肌酐和蛋白尿都明显减少(表4-2)。通过 PAS 阳性染色观察到糖尿病大鼠肾小球基质生成增多,系膜区扩张,肾小球内膜与肾小球囊发生粘连。给予黄连素 12 周后,能有效减少糖尿病大鼠肾小球的基质累积，改善肾小球形态学的异常（图4-9A）。给予黄连素12周后，也能有效减少糖尿病大鼠肾脏的fibronectin和Ⅳ型胶原的蛋白含量（图4-9B）。

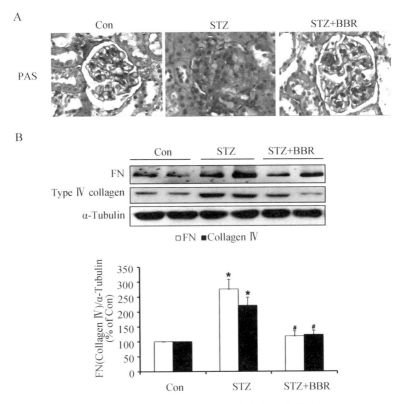

图4-9 在STZ诱导的糖尿病肾病中肾小球的损伤

注：A图为通过Periodic acid-Schiff（PSA）染色检测肾脏病理变化，图片分别代表肾小球PAS染色切片的对照组，糖尿病组和黄连素组，放大倍数400×。B图为用蛋白印迹法检测大鼠肾脏组织中fibronectin和Ⅳ型胶原的蛋白水平变化。数据表示为均数±标准差，$n=8$。* $P<0.01$ vs. 对照组，# $P<0.05$ vs. 糖尿病组。BBR：黄连素。

2. 黄连素能抑制链脲佐菌素诱导的糖尿病大鼠肾脏组织中RhoA/ROCK信号通路和NF-κB的激活，缓解ICAM-1和TGF-β1蛋白的表达

与正常大鼠相比，糖尿病大鼠肾脏皮质中，RhoA膜转位和MYPT磷酸化程度明显增加，黄连素能有效抑制RhoA膜转位和MYPT磷酸化（图4-10）。肾脏免疫组化结果显示，相比正常对照组的大鼠肾脏组织，链脲佐菌素诱导的糖尿病大鼠肾脏组织中，细胞胞浆和胞核，特别是细胞核中，NF-κB p65的阳性染色明显增多。给予黄连素12周后，大鼠肾脏组织中NF-κB p65的阳性染色与模型组比较明显减少（图4-10A）。结合肾脏皮质的Western blotting结果，模型动物肾

脏皮质中 IκB-α 蛋白降低明显，给予两组药物处理后能有效抑制 IκB-α 蛋白的减少。同时观察到 NF-κB 调控的下游靶蛋白 ICAM-1 和 TGF-β1 的蛋白水平，在糖尿病大鼠肾脏组织中表达增加，黄连素给药组动物肾脏组织中 IκB-α 蛋白降解被抑制，ICAM-1、TGF-β1 和 fibronectin 蛋白表达增加被抑制（图 4 – 10B）。

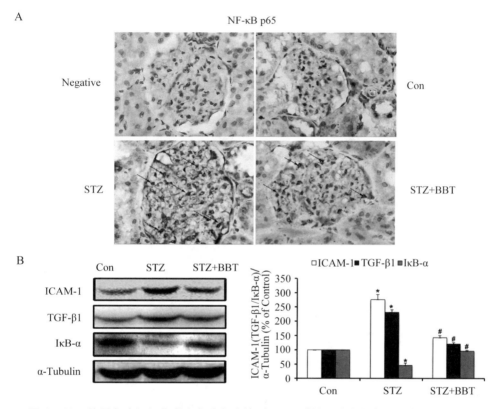

图 4 – 10　使用免疫组织化学和免疫印迹检测 BBR 对糖尿病大鼠肾组织中 NF-κB 的定位和表达的影响

注：A 图为正常对照组大鼠肾脏的免疫组化染色显示 NF-κB（深棕色）主要分布在细胞质中。12 周后观察到，在细胞核和细胞质中 NF-κB 增加表达，链脲佐菌素诱导的糖尿病组经黄连素治疗得到改善。染色无 NF-κB p65 抗体作为阴性对照。B 图为在大鼠肾脏中 IκB-α、ICAM-1 和 TGF-β1 的蛋白水平通过免疫印迹分析检测。数据表示为均数 ± 标准差，$n = 8$。* $P < 0.01$ vs. 对照组，#$P < 0.05$ vs. 糖尿病组。图片放大倍数 400×，BBR：黄连素。箭头表示 NF-κB p65 核定位细胞。

3. 黄连素抑制糖尿病大鼠肾脏的 RhoA/ROCK 信号通路的激活

在链脲佐菌素诱导的糖尿病大鼠肾脏组织中，通过 Pull-down 的方法观察到黄连素可以减少糖尿病状态下 RhoA 与 GTP 的结合。同时黄连素也能抑制下游 ROCK 酶活性，即减少肌球蛋白轻链磷酸化程度（图 4 – 11）。

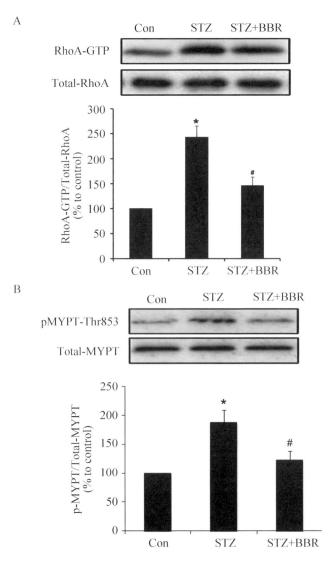

图 4-11　在链脲佐菌素诱导的糖尿病大鼠肾脏，BBR 对 RhoA/ROCK 信号激活的影响

注：A 图为在链脲佐菌素诱导的糖尿病大鼠肾脏中，结合 GTP 的 RhoA 通过免疫印迹方法检测。B 图为通过免疫印迹方法检测糖尿病大鼠肾脏皮质中 MYPT 的磷酸化情况来评测 ROCK 的活性。实验重复 3 次以上，并且结果一致。$^*P<0.01$ vs. 对照组，$^\#P<0.05$ vs. 糖尿病组。BBR：黄连素。

4. 黄连素能降低高糖诱导的 NF-κB p65 核转位和 NF-κB p65 的 DNA 结合活性

免疫印迹和免疫荧光的结果显示，在肾小球系膜细胞中，高糖能诱导 NF-κB p65 的核转位，黄连素和 Y27632（ROCK 抑制剂）处理高糖诱导的肾小球系膜细胞后，NF-κB p65 的核转位被明显抑制（图 4 – 12A、B、C）。NF-κB 入核以后，需要和靶基因启动子上的 DNA 结合序列结合，才能启动靶基因的转录。为了进一步确定 RhoA/ROCK 信号通路和黄连素对 NF-κB 的调控，我们使用凝胶迁移实验观察 ROCK 的抑制剂 Y27632 和黄连素对高糖诱导的 NF-κB 的 DNA 结合活性的影响。首先，与正常对照组相比，高糖刺激 2 h 能明显诱导 NF-κB p65 与具有 NF-κB 结合位点生物素标记探针结合。在该时间点下，高糖刺激同时加入 Y27632，对比模型组则明显减少了 NF-κB p65 生物素标记探针复合物的形成；同样黄连素处理组对比模型组显著减少了 NF-κB p65 与生物素标记探针复合物的形成（图 4 – 12D）。凝胶迁移实验从 NF-κB 的 DNA 结合活性方面进一步证实高糖诱导的 NF-κB 的激活依赖于 RhoA/ROCK 信号通路，同时也证实了黄连素对高糖环境下对 NF-κB 的调控。

5. 黄连素能够抑制高糖诱导的 ICAM-1、TGF-β1、fibronectin 和 collagen Ⅳ 蛋白的上调

ICAM-1 和 TGF-β1 都是受 NF-κB 调控的下游靶基因[92]，在糖尿病状态下，二者的蛋白表达均出现上调，在糖尿病肾脏损伤中发挥了重要作用[92]。我们在研究中观察到，高糖刺激肾小球系膜细胞 24 h 后，ICAM-1 和 TGF-β1 的蛋白表达增加，使用 ROCK 的抑制剂 Y27632 和黄连素均能有效逆转高糖诱导的上调（图 4 – 13）。同时，使用 ROCK 的抑制剂 Y27632 和黄连素也能有效逆转高糖诱导的细胞外基质成分 fibronectin 和 collagen Ⅳ 蛋白的上调。

6. 在糖尿病状态下，黄连素通过减少氧化应激抑制 RhoA/ROCK 信号通路从而影响 NF-κB 的活性

通过检测实验动物血清中的 SOD 活性和 MDA 含量发现，与正常组相比在糖尿病模型大鼠血清中，SOD 活性明显降低，MDA 含量增加，提示 STZ 诱导的糖尿病大鼠出现氧化应激，而黄连素给药则能增加糖尿病大鼠血清中 SOD 活性，减少 MDA 含量（图 4 – 14A）。在高糖刺激的肾小球系膜细胞中，我们发现高糖能诱导细胞中活性氧的产生，黄连素处理以后，能明显抑制高糖诱导的细胞活性氧的产生（图 4 – 14B、C）。同时使用抗氧化剂 NAC，发现与黄连素一样，NAC 也能有效抑制 RhoA 与 GTP 的结合，抑制 MYPT 的磷酸化。NAC 也能有效抑制 F-actin 的聚集（图 4 – 14D、E）。以上结果提示，高糖诱导活性氧产生是高糖激活 RhoA/ROCK 信号通路的机制之一，黄连素的抗氧化作用，是其抑制 RhoA/ROCK 信号通路的机制之一。

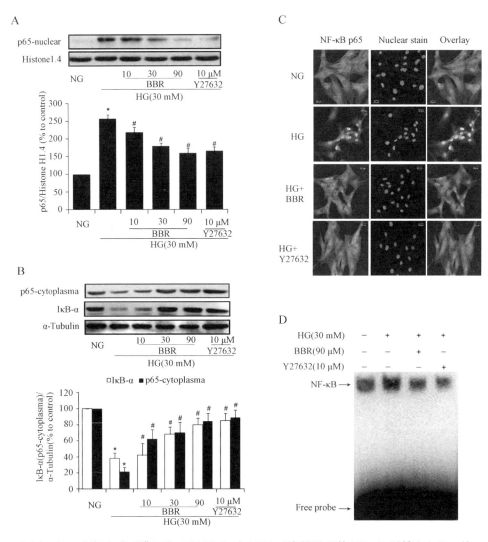

图 4-12　在肾小球系膜细胞（GMCs）中 BBR 对高糖诱导的 NF-κB 活性和 IκB-α 的蛋白水平的影响

注：GMCs 在高糖（30 mM）中培养，加入黄连素处理。制备细胞提取物和用免疫印迹方法检测 NF-κB p65 和 IκB-α 的表达。A 图为黄连素抑制高糖诱导的 NF-κB p65 和 IκB-α 蛋白在细胞核内的表达。B 图为黄连素增加高糖诱导的 NF-κB p65 和 IκB-α 蛋白在细胞质内的表达。α-Tubulin 作为上样量对照。C 图为高糖增强 NF-κB p65 核转。然而，激光共聚焦显微镜下的免疫荧光显示，黄连素和 Y27632 能抑制高糖诱导的 NF-κB p65 核转（放大倍数 400×）。绿色荧光表示 NF-κB p65 的定位。蓝色荧光表示细胞核。标尺比例为 20 μm。D 图为 GMCs 使用黄连素（90 μM，泳道 3）或 Y27632（10 μM，泳道 4）在含有（泳道 2、3、4）或不含有（泳道 1）30 mM 的高糖中培养 2 h。将细胞核提取物用生物素标记的 EMSA 探针进行分析。实验重复 3 次以上，并且结果一致。$^*P < 0.05$ vs. 对照组。$^\#P < 0.05$ vs. 30 mM 葡萄糖组。BBR：黄连素。

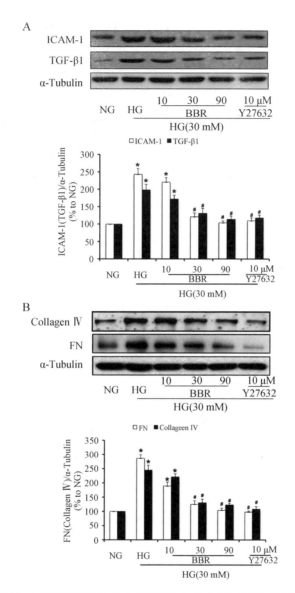

图4-13 通过免疫印迹检测黄连素和Y27632抑制高糖诱导的ICAM-1、TGF-β1、fibronectin和Ⅳ型胶原的蛋白水平

注：A图为在高糖处理的GMCs中黄连素和Y27632抑制ICAM-1和TGF-β1的蛋白表达。B图为高糖增强了fibronectin和Ⅳ型胶原的蛋白表达。黄连素和Y27632抑制高糖诱导的fibronectin和Ⅳ型胶原的蛋白表达。实验重复3次以上，并且结果一致。* $P<0.05$ vs. 对照组。# $P<0.05$ vs. 30 mM 葡萄糖组。BBR：黄连素。

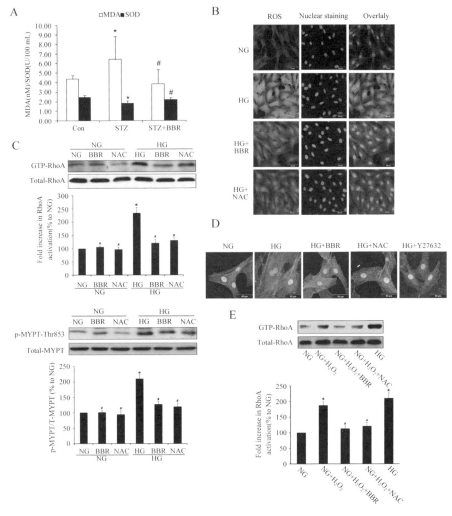

图 4-14　黄连素和 ROS 清除剂 NAC 对高糖诱导的 GMCs 内 RhoA/ROCK 信号活化的影响

注：A 图为在链脲佐菌素诱导的糖尿病大鼠中，黄连素对血清 MDA 含量和 SOD 活性的影响。B 图为 GMCs 加载 DHE 后用高糖处理 30 min。固定后，细胞核用 Hoechst33342 染色。然后激光共聚焦扫描 GMCs 细胞（放大倍数 400×）。绿色荧光代表 ROS，蓝色荧光代表细胞核，标尺表示为 50 μm。C 图为高糖培养的 GMCs 中，黄连素或 NAC 处理后通过 Pull-down 实验分析 GTP-RhoA 活性。通过免疫印迹检测 ROCK 底物 MYPT 的磷酸化水平分析 ROCK 的活化。D 图为使用激光扫描共聚焦显微镜评估黄连素或 NAC 对高糖诱导的 GMCs 细胞肌动蛋白细胞骨架重构的作用（放大倍数 630×）。Y27632 作为阳性对照。红色荧光表示 F-actin，绿色荧光代表细胞核，标尺比例为 50 μm。E 图为 GMCs 在含过氧化氢（10 μM）和含或不含黄连素或 NAC 的环境中培养 60 min。用 Pull-down 实验分析 GTP-RhoA 活性。实验重复 3 次以上，并且结果一致。$^*P<0.01$ vs. 对照组。$^\#P<0.05$ vs. 30 mM 葡萄糖组。BBR：黄连素。NAC：N-乙酰半胱氨酸。ROS：活性氧。

7. 在高糖刺激的肾小球系膜细胞中，黄连素和 NAC 都能抑制 ICAM-1、TGF-β1 和 fibronectin 蛋白表达量

本研究显示，高糖刺激肾小球系膜细胞 24 h 后，ICAM-1 和 TGF-β1 的蛋白表达增加，使用 NAC 和黄连素均能有效逆转高糖诱导的 ICAM-1、TGF-β1 和 fibronectin 蛋白表达量的上调（图 4-15A、B）。

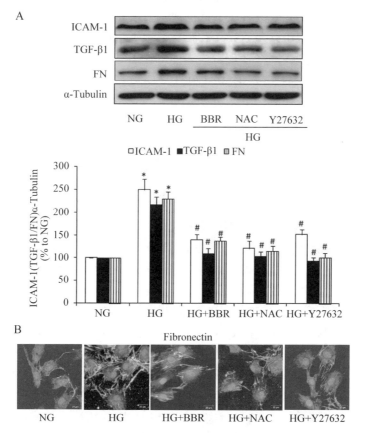

图 4-15　免疫印迹结果显示黄连素和 NAC 能抑制高糖导致的 ICAM-1、TGF-β1 和 fibronectin 蛋白表达水平上调

注：A 图为在高糖诱导的 GMCs 中黄连素、NAC 和 Y27632 降低了 ICAM-1、TGF-β1 和 fibronectin 的蛋白表达量。α-Tubulin 作为上样量对照。B 图为激光共聚焦免疫荧光图像显示了 fibronectin 的分布（放大倍数 400×）。绿色荧光表示 fibronectin，蓝色荧光表示细胞核。在正常糖（NG, 5.5 mM）刺激条件下，在细胞质中发现少量 fibronectin，而高糖刺激下 fibronectin 的表达量显著增加。加入黄连素、NAC 或 ROCK 抑制剂 Y27632 能显著抑制高糖诱导的 fibronectin 的表达。标尺显示为 20 μm。实验重复 3 次以上，并且结果一致。$^{*}P<0.05$ vs. 对照组。$^{\#}P<0.05$ vs. 30 mM 葡萄糖组。NAC：N-乙酰半胱氨酸。BBR：黄连素。

三、研究讨论

RhoA/ROCK 信号通路在糖尿病肾病的发生发展过程中发挥了重要作用。本研究提示，黄连素可以通过抑制 RhoA/ROCK 信号通路从而改善糖尿病肾病的病理变化。在动物水平使用黄连素，能抑制糖尿病动物肾脏 RhoA/ROCK 信号通路的激活，并能有效改善实验性糖尿病肾病相关症状，包括降血糖、减少蛋白尿、改善肾脏细胞外基质累积和肾脏形态学。体外实验中使用高糖刺激的肾小球系膜细胞模型，同样发现黄连素能抑制 RhoA/ROCK 信号通路，并能抑制 NF-κB 的激活及炎性分子 ICAM-1 和 TGF-β1，缓解 fibronectin 的累积。进一步研究发现，在糖尿病状态下，黄连素对 RhoA/ROCK 信号通路的抑制与其抗氧化应激作用相关。

黄连素对糖尿病肾病的治疗作用已经进行了广泛的研究，结果提示，黄连素对糖尿病肾病具有较好的改善作用。在本研究中，我们在给予糖尿病大鼠黄连素治疗后，也观察到了其对糖尿病肾病的改善作用，包括降低血糖、减少蛋白尿、缓解细胞外基质累积和改善肾脏形态学等。更为重要的是，我们观察到了黄连素对糖尿病大鼠肾脏中 RhoA/ROCK 信号通路的抑制，包括抑制 RhoA 的膜转位和 ROCK 的活性。RhoA/ROCK 信号通路在多种疾病中发挥着重要的介导作用，抑制该信号通路能有效逆转急性高血糖诱导的大鼠肾脏通透性的增加[103]，其对糖尿病动物肾病的相关代谢参数有显著性改善，可阻止纤维化和改善肾脏氧化应激[107,290,291]，同时能抑制 db/db 小鼠肾脏细胞外基质的合成[108]。核转录因子 AP-1 与 RhoA/ROCK 介导的糖尿病肾脏 fibronectin 的增加有关[104,109]，对糖尿病肾病状态下肾脏的血流动力学的异常也有一定的改善作用[104,105]。为了明确糖尿病状态下黄连素对 RhoA/ROCK 信号通路的调控作用，我们进一步在高糖刺激的肾小球系膜细胞模型中进行了观察。结果发现，黄连素同样能抑制高糖诱导的 RhoA 的膜转位和 ROCK 的活性，并能抑制高糖诱导的细胞骨架的增多和重构，动物实验和细胞实验的结果提示黄连素能抑制糖尿病状态下 RhoA/ROCK 信号通路的活化。我们认为，这也是黄连素改善糖尿病肾病的机制之一。

我们在前期的实验中观察到，在实验性糖尿病中，通过 RhoA/ROCK 信号通路介导的 NF-κB 的激活在糖尿病肾病病理进程中发挥了重要作用。NF-κB 作为调控炎性反应的核转录因子，在糖尿病肾病中通过介导炎性反应，促进了糖尿病肾病的病理进程。抑制 RhoA/ROCK 信号通路可以抑制 NF-κB 的活性，从而缓解糖尿病肾病。在本研究中，使用黄连素处理高糖刺激的细胞，同样能抑制 NF-κB p65 的入核和 DNA 结合活性。通过以上研究，发现黄连素能同时抑制高糖诱导的 RhoA/ROCK 信号通路和 NF-κB 的激活，其对 NF-κB 的抑制作用有可能是通过对上游 RhoA/ROCK 信号通路的抑制而发挥的。

ICAM-1 是重要的炎性黏附分子之一，其启动子上就存在 NF-κB 的结合序列，活性受到 NF-κB 的调控[117]。以往研究表明，ICAM-1 的表达增加可加速肾小球巨噬细胞浸润及肾损伤[292]，基因敲除 ICAM-1 的 db/db 小鼠通过减少肾小球和间质的白细胞数量可有效缓解肾脏损伤和蛋白尿[118]。转化生长因子 β1（transfrom growth factor-beta，TGF-β1）是糖尿病肾病进程的重要致病因子，TGF-β1 参与了糖尿病状态下肾小球系膜细胞 fibronectin、胶原等细胞外基质的积聚从而加剧了糖尿病肾病的进程[119,263-265]。在本研究中，发现黄连素不仅能抑制高糖刺激的 ICAM-1 和 TGF-β1 的增加，并且能抑制链脲佐菌素诱导的糖尿病大鼠肾脏组织中 ICAM-1 和 TGF-β1 的增加。糖尿病肾病主要病理变化是细胞外基质的累积，其中 fibronectin 是细胞外基质的主要成分之一，其增加是糖尿病肾病病理标志之一。黄连素治疗链脲佐菌素诱导的糖尿病大鼠，能有效减少肾脏组织 fibronectin 的增加，同样现象也出现在高糖刺激的肾小球系膜细胞中。

我们进一步探索了黄连素抑制 RhoA/ROCK 信号通路的机制。本课题组的前期研究发现，黄连素可以通过缓解氧化应激改善糖尿病肾病[293,294]，而最新的研究表明，高糖激活 RhoA 依赖 PKC-β1 介导的活性氧的生成，与氧化应激关系密切[295]。我们认为，在本研究中黄连素可能是通过减少氧化应激来抑制 RhoA 的活化的。为验证该假设，我们通过荧光探针 DCFH-DA 进行活性氧检测，高糖处理 30 min 就能诱导 GMCs 产生活性氧，与抗氧化剂 NAC 比较，黄连素能有效抑制高糖诱导的活性氧的产生。我们提出假设，认为黄连素可能是通过抑制氧化应激、减少活性氧的产生，从而抑制 RhoA/ROCK 信号通路的。在动物实验中，我们发现，给予黄连素治疗后，糖尿病大鼠血清中 SOD 和 MDA 的含量比模型组比较明显降低，提示，黄连素能改善糖尿病动物体内的氧化应激。上述结果提示，黄连素可能是通过抑制活性氧的生成从而抑制 RhoA/ROCK 信号通路的。

在本研究中，我们通过体内体外两部分的实验，阐明了糖尿病状态下黄连素对 RhoA/ROCK 信号通路的抑制，对该信号通路的抑制可能是黄连素缓解糖尿病肾病的机制之一。黄连素的抗氧化应激、减少活性氧产生的作用可能是其抑制 RhoA/ROCK 信号通路的机制之一。黄连素除了通过改善氧化应激调控 RhoA/ROCK 信号通路外，是否也通过直接抑制 Rho GTPase 的脂质修饰，阻碍其膜转位，或者通过影响其他调控 Rho GTPase 的蛋白，间接影响 Rho GTPase，这都是值得深入研究的。

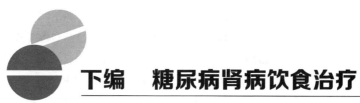

下编 糖尿病肾病饮食治疗

● 第五章　糖尿病肾病食疗介绍

第五章 糖尿病肾病食疗介绍

糖尿病肾病是糖尿病严重的微血管并发症之一，具有早期难以发现、进行性加重的特点。目前尚无特效治疗药物，在进行药物治疗的同时，严格饮食控制，对维持糖尿病肾病患者正常血糖、血脂水平和肾脏功能具有重要意义。

对糖尿病肾病患者进行饮食疗法时，需明确治疗目的，通常包括下面五个方面：①提供符合生理需要的营养，改善健康状况；②纠正代谢紊乱，使血糖、血脂尽可能接近正常生理水平；③预防和治疗低血糖、酮症酸中毒等急性并发症；④防止和延缓心脑血管、肾脏、视网膜、神经系统等的慢性并发症；⑤提供足够的维生素和微量元素，改善整个身体状况[296]。

糖尿病肾病患者饮食指导原则：

1. 总热量摄入控制

每天摄入足够的热量对于维持身体良好的营养和健康非常重要。热量存在于几乎所有的食物中，为人体提供生命所需的能量，帮助维持人体健康的体重，帮助人体合理利用蛋白质，使蛋白质发挥出重建肌肉和组织结构的重要作用。建议慢性肾病患者每天每千克标准体重摄入 30～35 kcal 热量 [标准体重=身高(cm)−105]。如果热量摄入不足，就会消耗身体脂肪甚至肌肉组织，导致营养不良。摄入过多就会导致人体肥胖、血脂增高等问题。

患糖尿病肾病后，患者会被要求减少蛋白质饮食。在热量减少的情况下，患者需要吃额外含热量高而蛋白质少的食物来代替，如土豆、藕粉、粉丝、芋头、白薯、山药、南瓜、菱角粉、荸荠粉、杏仁霜、小麦淀粉等，这些食物几乎不含植物蛋白质，但含热量很高，几乎和同等数量的面粉中的热量相同，既可补充热量，又不增加植物蛋白质摄入，不会加重肾脏负担，最适合糖尿病肾病尿毒症期患者食用。糖尿病肾病患者也可以适当增加富含单不饱和脂肪酸的植物油：橄榄油、茶籽油，对于糖尿病患者不会引起血糖增高，有利于降低血脂。

2. 控制植物蛋白摄取量，优质低蛋白饮食

人的身体需要正确数量的蛋白质，摄入正确数量的蛋白质对于身体健康和舒适很重要。长期低蛋白质饮食会导致负氮平衡和营养不良。为了维持人体肌

肉、组织修复,满足各种酶、血细胞等代谢的需要及保持一定的抗病能力,每个人必须保证足够蛋白质饮食的摄入。但是蛋白质摄入过多又会增加肾小球的高灌注和高滤过,加重糖尿病肾病,所以要控制蛋白质摄入的总量。蛋白质作为重要的营养物质,是人体不能缺少的,尤其是必需氨基酸是人体自己不能合成必须从外界摄入的,所以含必需氨基酸较多的优质蛋白质应该保证。微量白蛋白高的患者每日蛋白摄入量为1.2 g/标准体重,肌酐升高的患者每日蛋白控制在0.8 g/标准体重。低蛋白饮食有保护慢性肾病患者肾脏功能、减低毒素水平的作用。高蛋白质饮食会加重慢性肾病患者肾损害,使体内毒素水平增高。美国糖尿病协会建议糖尿病肾病患者蛋白质摄入量不应超过每日总热量的15%。糖尿病肾病1~2期的患者,以每日每千克体重0.8~1.0 g为宜;糖尿病肾病3期以上患者,即使肾功能正常,也应该限制蛋白质的摄入量,以每日每千克体重0.6~0.8 g为宜。除蛋白摄取"量"之外,蛋白质的"质"也很重要,应使含必需氨基酸的动物性优质蛋白(鸡蛋、奶、动物肉类、鱼类)占蛋白质总量的30%~50%。每周吃2~3次鱼类蛋白质,可改善血管弹性和通透性,增加尿钠排出,从而降低血压。对于糖尿病肾病患者,植物蛋白(含必需氨基酸少,属于劣质蛋白)应尽量减少摄入,肌酐升高者一般应禁食豆制品,适当限制主食(白面、大米也含有一定量的植物蛋白)。常见食物蛋白质的含量和热量见表5-1。

表5-1 常见食物热量及蛋白质含量

食物(50 g)	热量(kcal)	蛋白质(g)
蛋类:		
鹌鹑蛋	80	6.4
鸡蛋(红皮)	78	6.35
鸡蛋白	30	5.8
鸡蛋黄	164	7.6
松花蛋(鸡蛋)	89	7.4
鸭蛋	90	6.3
松花蛋(鸭蛋)	85.5	7.1
鹅蛋	98	5.55
豆类:		
豆腐	49	6.1

续表 5-1

食物（50 g）	热量（kcal）	蛋白质（g）
大豆（黄豆）	179.5	17.5
腐竹	229.5	22.3
豆腐脑	7.5	0.95
素鸡	96	8.25
绿豆	158	10.8
红小豆	154.5	10.1
豆沙	121.5	2.75
红豆馅	120	2.4
豌豆	156.5	10.15
蚕豆	167.5	10.8
蚕豆（烤）	186	13.5
谷类：		
稻米	173	3.7
米饭	58	1.3
香大米	173	6.35
高粱米	175.5	5.2
挂面	173	5.15
花卷	105.5	3.2
馒头	110.5	3.5
烙饼	127.5	3.75
油饼	199.5	3.95
油条	193	3.45
面条	142	4.15
面条（富强粉切面）	142.5	4.65
面条（富强粉煮）	54.5	1.35
小米	179	4.5
小米面	178	3.6
大黄米	174.5	6.8
玉米（鲜）	53	2

续表 5-1

食物（50 g）	热量（kcal）	蛋白质（g）
玉米面	170.5	4.05
玉米糁	173.5	3.95
酒类：		
啤酒	16	0.2
黄酒	33	0.8
红葡萄酒	37	0.05
低度汉酒（37度）	108	0
曲酒（55度）	165	0
二锅头（58度）	175.5	0
特制汉酒（59.9度）	182	0
坚果、种子类：		
松子仁	349	6.7
核桃（干）	313.5	7.45
葵花子仁	303	9.55
榛子（炒）	297	15.25
花生仁（炒）	290.5	11.95
腰果	276	8.65
榛子（干）	271	10
芝麻（黑）	265.5	9.55
银杏（干）	177.5	6.6
栗子（熟）	106	2.4
菌藻类：		
蘑菇（干）	126	10.5
蘑菇（鲜蘑）	10	1.35
黑木耳（干）	102.5	6.05
黑木耳（水发）	10.5	0.75
香菇	9.5	1.1
银耳（干）	100	5
榛蘑（干）	78.5	4.75

续表 5-1

食物（50 g）	热量（kcal）	蛋白质（g）
榛蘑（水发）	23	1.4
海带（干）	38.5	0.9
海带（浸）	7	0.55
紫菜（干）	103.5	13.35
禽肉类：		
鸡	83.5	9.65
乌骨鸡	55.5	11.15
肯德基（炸鸡）	139.5	10.15
烤鸡	120	11.2
扒鸡	108.5	14.8
鹌鹑	55	23.0
鸽	100.5	42.05
鸭	120	7.75
盐水鸭（熟）	156.5	8.3
北京烤鸭	218	8.3
鹅	125.5	8.95
烧鹅	144.5	9.85
乳类：		
全脂牛奶粉	239	10.05
全脂速溶奶粉	233	9.95
炼乳（甜，罐头）	116	4
酸奶	36	1.25
牛乳	27	1.5
鲜羊乳	29.5	0.75
人乳	32.5	0.65
蔬菜类：		
大葱	15	0.85
大蒜（蒜头）	63	2.25
韭菜	13	1.2

续表 5-1

食物（50 g）	热量（kcal）	蛋白质（g）
蒜薹	30.5	1
小葱	12	0.8
洋葱（白皮）	165	2.75
洋葱（紫皮）	162	3.45
洋葱（葱头）	19.5	0.55
红萝卜	10	0.5
胡萝卜（黄）	21.5	0.7
青萝卜	30.5	0.15
水萝卜	10	0.4
白萝卜	10.5	0.45
白菜（脱水）	143	3.1
菜花	143	3.25
大白菜	8.5	0.75
卷心菜	11	0.75
芹菜茎	10	0.6
芹菜叶	15.5	1.3
酸白菜	7	0.55
西兰花（绿菜花）	16.5	2.05
小白菜	7.5	0.75
油菜	11.5	0.9
冬瓜	5.5	0.2
西红柿	9.5	0.45
奶柿子	6.5	0.3
黄瓜	7.5	0.4
苦瓜	9.5	0.5
辣椒（青尖）	11.5	0.7
甜椒	11	0.5
南瓜	11	0.35
茄子	10.5	0.55

续表 5-1

食物（50 g）	热量（kcal）	蛋白质（g）
大豆角	7.5	0.75
西葫芦	9	0.4
丝瓜	10	0.5
豆薯	27.5	0.45
芋头	39.5	1.1
大薯	52.5	1.05
豆角	15	1.25
油豆角	11	1.2
黄豆芽	22	2.25
绿豆芽	9	1.05
毛豆（青豆）	61.5	6.55
芸豆	12.5	0.4
蓟菜	19	2.25
蕨菜	19.5	0.8
薯类及淀粉类：		
粉丝	167.5	0.4
粉条	168.5	0.25
藕粉	186	0.1
地瓜粉	168	1.35
土豆粉	168.5	3.6
红薯	49.5	0.55
土豆	38	1
水果类：		
橙	23.5	0.4
柑橘	25.5	0.35
金橘	27.5	0.5
芦柑	21.5	0.3
蜜橘	21	0.4
柚	20.5	0.4

续表 5-1

食物（50 g）	热量（kcal）	蛋白质（g）
哈密瓜	17	0.25
香瓜	13	0.2
西瓜	12.5	0.3
旱久保桃	23.5	0.45
久保桃	20.5	0.3
黄桃	27	0.25
桃	24	0.45
金红桃	13	0.35
金丝小枣	147	0.6
枣（鲜）	61	0.55
枣（干）	149	1.05
酒枣	72.5	0.8
蜜枣	160.5	0.65
李子	18	0.35
杏	18	0.45
杏干	165	1.35
樱桃	23	0.55
草莓	15	0.5
灯笼果	22	0.45
巨峰葡萄	25	0.2
马奶子葡萄	20	0.25
葡萄干	170.5	1.25
柿	35.5	0.2
柿饼	125	0.9
中华猕猴桃	28	0.4
石榴	31.5	0.7
无花果	29.5	0.75
菠萝	20.5	0.25
番桃	20.5	0.55

续表 5-1

食物（50 g）	热量（kcal）	蛋白质（g）
荔枝	35	0.45
杧果	16	0.3
香蕉	45.5	0.7
芭蕉	54.5	0.6
杨梅	14	0.4
桂圆	35.5	0.6
桂圆肉	156.5	2.3
人参果	40	0.3
雪梨	36.5	0.45
京白梨	27.5	0.1
长把梨	27	0.4
莱阳梨	24.5	0.15
苹果梨	24	0.1
香梨	23	0.15
鸭梨	21.5	0.1
红元帅苹果	29.5	0.1
黄元帅苹果	27.5	0.1
金元帅苹果	25.5	0.1
国光苹果	27	0.15
红香蕉苹果	24.5	0.2
黄香蕉苹果	24.5	0.15
红富士苹果	22.5	0.35
海棠果	36.5	0.15
大山楂	47.5	0.25
沙果	33	0.2
速食食品类：		
马铃薯片（油炸土豆片）	306	2
曲奇饼	273	3.25
方便面	236	4.75

续表 5-1

食物（50 g）	热量（kcal）	蛋白质（g）
饼干	216.5	4.5
苏打饼干	204	4.2
蛋片	195.5	4.05
麦片	175.5	6.2
面包	156	4.15
糖、蜜饯类：		
金糕	88.5	0.1
金糕条（山楂条）	150	0.3
山楂果丹皮	160	0.5
苹果脯	168.5	0.3
杏脯	164.5	0.4
桃脯	155	0.7
海棠脯	143	0.3
白砂糖	200	0
冰糖	198.5	0
红糖	194.5	0.35
麦芽糖	165.5	0.1
蜂蜜	160.5	0.2
巧克力	293	2.15
巧克力（酒芯）	200	0.65
小吃类：		
江米条	219.5	2.85
绿豆糕	174.5	6.4
蛋糕	173.5	4.3
麻花	262	4.15
桃酥	240.5	3.55
月饼（豆沙）	202.5	4.1
月饼（五仁）	208	4
月饼（枣泥）	212	3.55

续表 5-1

食物（50 g）	热量（kcal）	蛋白质（g）
板油酥饼	179.5	3.8
春卷	231.5	3.05
豆腐脑（带卤）	23.5	1.3
煎饼	168	3.8
凉面	83.5	2.4
热干面	76	2.1
年糕	77	1.65
油茶	47	1.2
龙虾片	169	0.3
粉皮	30.5	0.1
凉粉	18.5	0.1
炒肝	48	1.4
畜肉类：		
牛肉	62.5	9.95
酱牛肉	123	15.7
牛肉干	275	22.8
牛蹄筋（泡发）	12.5	3
羊肉	101.5	9.5
羊肉串（烤）	103	13
羊肉串（炸）	108.5	9.15
羊肉串（电烤）	117	13.2
羊肉干	294	14.1
羊肚	43.5	6.1
猪肉	197.5	6.6
猪蹄筋	78	17.65
猪蹄（熟）	130	11.8
叉烧肉	139.5	11.9
午餐肉	114.5	4.7
猪肉（清蒸）	99	9.2

续表 5-1

食物（50 g）	热量（kcal）	蛋白质（g）
火腿肠	106	7
风干肠	141.5	6.2
茶肠	164.5	4.5
香肠	254	12.05
腊肠	292	11
狗肉	58	8.4
兔肉	51	9.85
药食两用食品类：		
蚕蛹	115	10.75
甲鱼（鳖）	59	8.9
田鸡（青蛙）	46.5	10.25
蛇	42.5	7.55
枸杞子	128	6.95
冷冻奶制品类：		
冰激凌	63.5	1.2
油脂类：		
豆油	449.5	0
色拉油	449	0
香油	449	0
海鲜类：		
河蚌	27	5.45
扇贝（鲜）	30	5.55
田螺	30	5.5
牡蛎（海蛎子）	36.5	2.65
鲍鱼（干）	161	27.05

3. 限制脂肪摄取量

糖尿病肾病应补充供给足够的热量，避免因热量不足燃烧蛋白供应能量。脂肪可提供的热量较多，但由于能促进肾衰竭的进展，所以仍要求低脂饮食，控制脂肪摄入，不宜食用动物脂肪及高胆固醇食物。橄榄油、花生油当中含有较丰富的单不饱和脂肪酸，可以作为能量的来源。糖尿病肾病患者可多吃海鱼，海鱼含有不饱和脂肪酸，能使胆固醇氧化，从而降低血浆胆固醇，还可延长血小板的凝聚，抑制血栓形成，防止中风。

4. 高钙低磷少盐饮食

糖尿病肾病肾功能不全，电解质紊乱以低钙高磷为常见，低钙高磷引发的甲状旁腺"矫枉失衡"还会加速肾衰竭进展，所以应重视饮食的高钙低磷。糖尿病肾病4期以后的患者因肾功能下降，尿液排磷减少，可能使血液中磷增高。高磷血症可以导致继发性甲旁亢、肾性骨病及软组织钙化等，表现出骨脆而易折、皮肤瘙痒难忍等症状。可以根据化验结果，适当减少含磷高的食物的摄入。含磷高的食物有奶制品如酸牛乳、新鲜牛乳、奶酪、布丁、冰激凌等，各种豆类如蚕豆、豌豆、扁豆等，坚果如花生、瓜子等，饮料如可乐等黑色饮料、啤酒等，菇类、动物内脏、虾米（虾皮）、芝麻酱等。但令人遗憾的是含钙越高的食品含磷越高，如排骨、虾皮等，所以高钙低磷饮食应强调低磷饮食。具体实施：禁食动物内脏如脑、肝、肾等，少吃南瓜子、花生等干果。如果血钙偏低，必要时可考虑少量口服钙剂补钙，防止高磷低钙的不利影响。糖尿病患者还应做到低盐饮食。国际上推荐每天饮食钠摄入2000 mg，即5～6 g 盐，一般正常的饮食中即使不加含钠的调味品也会含盐大约3 g，也就是说每天饮食中只需加入3 g 的含钠调味品就可以了。除盐外需要控制味精、咸菜、酱油等含钠高的食物。许多食物中都隐含了很多钠，例如，含盐的调味品像酱油、烧烤酱，许多罐头食品和冷藏食品，加工的肉类如火腿、腊肉、熏肠及冷切食品，烤土豆片等零食，餐馆和外卖的食物，罐装鸡、肉汤等。限盐小窍门：用新鲜的或干的带香味的菜和香料如葱、姜、蒜、醋、辣椒、花椒、大料等，替代盐增加食物的美味，也可以用胡椒粉或柠檬汁增加食物的味道。特别注意不要吃对肾脏有刺激作用的食物，如芥末、辣椒等，否则会加重肾脏的病情。

5. 高纤维饮食

饮食高纤维素有利于保持大便通畅，毒素排泄，维持人体代谢平衡。具体措施：适当多吃粗粮（如玉米面、荞麦面等）、芋头、海带丝、某些水果和蔬菜等。但应该指出的是：肾衰竭患者常见电解质紊乱，可表现为高钾血症等，因此进食水果、蔬菜时应避开含钾高的品种，比如橘子、香蕉等。

6. 限制高嘌呤食物

为了避免高尿酸血症对肾小球和肾基底膜的损伤，糖尿病肾病患者应定期监测血尿酸，并强调低嘌呤饮食，多吃米、面、牛奶、鸡蛋、新鲜蔬菜、水果和各种植物油等低嘌呤食物。少吃含嘌呤高的食物，如动物内脏、凤尾鱼、沙丁鱼、浓肉汁等。常见食物中的嘌呤含量见表5-2。

表5-2 常见食物中的嘌呤含量

类　型	食　物
1类含嘌呤高的食物 （每100 g食物含嘌呤100～1000 mg）	肝、肾、胰、心、脑、肉馅、肉汁、肉汤、鲭鱼、凤尾鱼、沙丁鱼、鱼卵、小虾、淡菜、鹅、斑鸠、石鸡、酵母
2类含嘌呤中等的食物 （每100 g食物含嘌呤75～100 mg）	鲤鱼、鳕鱼、大比目鱼、鲈鱼、梭鱼、贝壳类、鳗鱼、鳝鱼、熏火腿、猪肉、牛肉、牛舌、小牛肉、兔肉、鹿肉、鸭肉、鸽子肉、鹌鹑肉、野鸡肉、火鸡肉
3类含嘌呤较少的食品 （每100 g食物含嘌呤小于75 mg）	①鱼蟹类：青鱼、鲱鱼、鲑鱼、金枪鱼、白鱼、龙虾、蟹、牡蛎； ②肉食：火腿、羊肉、牛肉汤、鸡、熏肉； ③麦麸：麦片、面包、粗粮； ④蔬菜：芦笋、四季豆、青豆、豌豆、菜豆、菠菜、蘑菇、干豆类、豆腐
4类含嘌呤很少的食物	①粮食：大米、小麦、小米、玉米面、精白粉、通心粉、面条、面包、馒头、苏打饼干、黄油小点心； ②蔬菜：白菜、卷心菜、胡萝卜、芹菜、黄瓜、茄子、甘蓝、芜青、莴笋、刀豆、南瓜、倭瓜、西葫芦、番茄、山芋、土豆、泡菜、咸菜； ③水果； ④蛋、乳类：鲜奶、炼乳、奶酪、酸奶、麦乳精； ⑤饮料：汽水、茶、咖啡、可可； ⑥其他：各种油脂、花生酱、果酱、干果、巧克力等

7. 适当调整钾和磷的摄入

钾是帮助人体肌肉和心脏工作的重要矿物质，血液中的钾含量太高或太低，对人的生命都有危险。正常饮食的患者不容易出现血钾异常。当糖尿病植物神经病变比较严重，出现反复恶心、呕吐、腹泻，或糖尿病肾病5期，出现呕吐时容易低血钾，可以根据化验结果适当补充含钾高的食物。相反糖尿病肾病 5 期出现少尿、无尿的患者可能出现高血钾,需要根据化验结果调整食谱,避免高钾食物的摄入。当血液化验显示血钾偏高时则要避免高钾食物,如口蘑、木耳、各种豆类、坚果类、杏、香蕉、橘子、果汁、菜汁、菠菜、苋菜、西红柿、土豆等。青菜炒制前先用开水烫一下(去钾)。

8. 摄入足够的维生素、微量元素

维生素和矿物质来自人每天吃的食物,如果糖尿病肾病患者的饮食受限,可能需要服用一些特殊的维生素和矿物质,但必须在医生的建议下,因为某些维生素和矿物质对于慢性肾病患者是有害的。糖尿病肾病患者尤其应注意补充水溶性维生素,尤其是出现周围神经病变患者应多食富含 B 族维生素的食物。

9. 水的摄入

对于没有心衰、肾功能不全等慢性并发症的糖尿病患者,也就是说当患者的肾功能还有代偿能力,身体无水肿、胸闷、憋气等心衰表现的时候,一般不需要限制饮水量。这是因为高血糖会导致患者失水增多,若不及时补充水分,会造成血液浓缩及血糖升高,甚至可发生高渗性糖尿病昏迷。如果缺水还会使发生心脑血管病的危险大大增加。脱水还会损害神经纤维,促进糖尿病神经病变的发生或恶化。特别是夏天气温高,体内水分容易丧失,会增加心脑血管病的危险,多饮水是十分必要的。患者得有选择地吃含糖量低的水果,比如苹果、草莓、西红柿、黄瓜等,而香蕉、红枣、西瓜等含糖量高的水果则是患者不能吃的。如果糖尿病患者出现大量的蛋白尿、低蛋白血症、严重水肿,在这个阶段要控制水的摄入量,每天监测体重变化。将摄水量尽量控制在每日 1000 mL 以下,还应计算一下 24 h 的尿量,使饮水量稍少于尿量,这样有利于尽快消肿。

饮食干预是糖尿病肾病治疗中非常重要的一部分,根据糖尿病肾病不同时期采取相应的饮食干预方法,控制血糖和血脂,改善体内代谢紊乱,同时配合必要的临床治疗,能使药物的作用达到事半功倍的效果。

附录　本研究中使用到的实验方法

第一部分　动物实验方法

一、糖尿病大鼠模型的建立

动物实验采用新鲜配制的链脲佐菌素（60 mg/kg，溶于10 mM 枸橼酸缓冲液中，pH 4.5），大鼠腹腔注射复制糖尿病模型。正常对照组注射等体积的枸橼酸缓冲液。采用 One Touch Ultra 血糖仪检测血糖。造模后 72 h 测量空腹血糖，大鼠血糖浓度大于 16.7 mM 纳入糖尿病模型标准。糖尿病模型组与正常对照组各 8 只大鼠，大鼠每周称量体重，每月测量血糖。实验周期为 12 周。

二、生化分析

在实验结束时，大鼠称重，置于代谢笼收集 24 h 的尿液。血肌酐和 24 h 尿蛋白经中山大学第一附属医院病理科检测。大鼠处死之后，分离肾脏，称重后一部分固定在 4% 的多聚甲醛溶液中，另一部分液氮速冻后置于 -80 ℃ 冻存。用肾重体重比表示肾脏肥大指数。

三、肾脏形态学研究

在实验结束后，收集尿液、血液与标本。大鼠处死后，用生理盐水全身灌流，分离肾脏，然后在 4% 的多聚甲醛中固定，石蜡包埋。切片 4 μm 厚度进行 PAS 染色。采用光镜分析肾小球硬化程度和系膜区扩展程度。用苏木精染核后，每个切片观察 10 个肾小球。通过计算肾小球横切面来评价肾小球肥大。切片采用光学显微镜进行拍照并转换成数字图片格式。肾小球横切面采用图像分析软件 Image Pro. Plus 进行分析。每只动物分析 50 个肾小球，并计算均值进行统计分析。

四、肾脏免疫组化

免疫组化原理：SP 法采用生物素标记的第二抗体与链霉菌抗生物素蛋白连接的过氧化物酶及基质混合液来测定细胞和组织中的抗原。

本实验使用抗 NF-κB p65 的单克隆抗体（鼠单抗），检测的抗原为 NF-κB，正常状态下表达于胞浆，若胞核有着色则表明 NF-κB p65 被激活转位入核，且着色的细胞核数量代表被激活的程度；或使用抗 connexin 43 抗体（鼠多抗），检测肾脏 connexin 43 的表达。

具体实验步骤：

（1）脱蜡前将石蜡切片在室温中放置 60 min，再置二甲苯中浸泡 10 min，更换二甲苯后再浸泡 10 min，无水乙醇中浸泡 5 min，95% 乙醇中浸泡 5 min，70% 乙醇中浸泡 5 min，然后用 PBS（0.01 mol/L，pH 7.4）冲洗 3 次×5 min。

（2）每张切片滴加新鲜配制的 3% 过氧化氢（过氧化酶阻断溶液），室温 10 min 以消除内源性过氧化物酶活性，PBS 冲洗 5 min×3 次。

（3）热修复抗原：切片浸入 0.01 M 枸橼酸盐缓冲液（pH 6.0），微波炉热修复，中高火加热 3 min 左右至沸腾，见水泡 5～6 个停止加热，5 min 后重复加热，热修复抗原加热 3 次，冷却后 PBS 漂洗 3 min×3 次。

（4）每张切片滴加非免疫性动物血清封闭液，室温孵育 20 min，减少非特异性背景，不必冲洗，只需吸去多余液体，PBS 冲洗 3 次，每次 5 min。

（5）每张切片滴加 50 μL 的第一抗体（NF-κB p65 鼠单抗或 connexin 43 抗体），室温孵育 60 min，PBS 漂洗 5 min×3 次。

（6）每张切片滴加生物素标记的第二抗体（辣根过氧化酶抗鼠二抗），室温孵育 30 min；PBS 漂洗 5 min×3 次。

（7）每张切片滴加链霉素抗生物素蛋白－过氧化酶溶液（S-A/HRP），室温下孵育 30 min；PBS 漂洗 3 min×3 次。

（8）每张切片滴加 100 μL 新鲜配制的 DAB 溶液，室温显色，镜下观察，一般在 3～10 min 之间。

（9）蒸馏水冲洗终止反应，苏木素复染，脱水，透明，中性树胶封片。

（10）光镜观察：阳性染色呈棕黄色。应用 HPIAS-2000 高清晰度彩色病理图文分析系统，检测每个肾小球视野内阳性胞核细胞数与所有肾小球细胞数之比，以每组均值进行比较。每组分析 6 个标本，每个标本切片取 10 个完整的肾小球进行分析，取均值代表一只大鼠相应成分在肾小球中的相对含量和表达强度。

阴性对照组除抗 NF-κB p65 或 connexin 43 的一抗未孵育外，其他实验步骤与其他各组相同，以 PBS 代替一抗作阴性对照。

第二部分 细胞实验方法

一、大鼠肾小球系膜细胞原代培养与传代

(一) 大鼠肾小球系膜细胞原代培养与鉴定

1. 提取肾小球

(1) 大鼠颈椎离断处死,置于75%酒精中浸泡消毒。

(2) 超净台上剖开大鼠腹腔,暴露双肾;分离双侧肾脏,置于预冷的PBS中,去除肾包膜。

(3) 将肾脏置于冰冷的PBS培养皿中,用眼科弯剪将肾脏纵向切开,分离肾皮质,置于新的培养皿中。

(4) 剪碎肾皮质,用PBS洗涤2次,收集肾皮质于80目不锈钢网筛上,用无菌注射器针筒芯轻轻研磨,并不断用冷PBS冲筛。

(5) 移去80目不锈钢筛,冷PBS冲洗100目筛,冲洗充分后,移去100目筛。

(6) 冷PBS冲洗200目筛,收集筛面上的肾小球于新的培养皿中,转移至离心管,1000 rpm×5 min离心,弃上清。

(7) 离心管中加入DMEM培养基5 mL,吹打均匀,1000 rpm×5 min离心,弃上清。

2. 消化肾小球

(1) 离心管中加入0.1% Ⅳ型胶原酶2~3 mL,吹打均匀,转移至一新的培养瓶中,放置于37 ℃ CO_2 孵箱中,每隔5 min取出镜下观察消化情况,消化10~30 min。

(2) 镜下观察肾小球松散,呈清亮状态,表明已消化好,以肾小球中有细胞散出但又不破碎为度。用完全培养基终止消化,1000 rpm×5 min离心,弃上清。

(3) 用DMEM培养基洗肾小球2次,1000 rpm×5 min离心收集肾小球。

3. 接种肾小球

用完全培养基(DMEM+20%胎牛血清+胰岛素0.66 U/mL+2 mM谷氨酰胺+青霉素100 U/mL+链霉素100 μg/mL)约2滴,用吸管重悬肾小球,加入塑料培养瓶中,向各方向轻轻转动培养瓶,使含肾小球的细胞悬液均匀分布于瓶底,待细胞悬液近干时,迅速倒转培养瓶(使培养面朝上),加入约5 mL完全培养液,放入 CO_2 孵箱内培养,4 h后,再轻轻将培养瓶翻转过来。种植后前4天不动培养瓶,于第5天首次更换培养液,轻轻吸出旧培养液,加

入新的培养液，以后每 2～3 天换液 1 次，直至 30 天左右待 GMCs 长满瓶底再传代。

4. 肾小球系膜细胞传代

待原代肾小球系膜细胞长满瓶底后，吸弃培养瓶内的培养基，用 PBS 冲洗培养瓶。加入 0.25% 胰蛋白酶消化 1～3 min，镜检发现细胞突起回缩，细胞间隙增大，或轻轻振动后绝大部分细胞悬浮、漂移，立即加入含血清培养基终止消化，1000 rpm 离心 5 min，传代培养基悬浮 GMCs 至所需浓度，按 1:2 比例传代培养。

5. 肾小球系膜细胞鉴定

将亚代培养的 GMCs 行多聚甲醛固定，1% Triton X-100 破膜，再以抗 α-SMA、vimentin、cytokeratin、Ⅷ因子相关抗体为一抗，分别行 SABC 法染色和免疫荧光鉴定。取 3～15 代细胞供实验用。在所有细胞实验中，细胞用无血清培养基饥饿 24 h 达到静息状态。

(二) 细胞消化和传代

原代培养的大鼠 GMCs 常规培养于含 10% 胎牛血清的 DMEM 培养基中，培养条件为 37 ℃，饱和湿度，5% CO_2。每 2～3 天用 0.25% 胰酶消化传代。

贴壁细胞消化传代步骤如下：

(1) 吸弃瓶内培养基，PBS 漂洗 1～2 次。

(2) 加入 1 mL 0.25% 胰酶，轻摇培养瓶，使消化液流遍所有细胞表面。

(3) 1 min 后，镜下观察发现细胞胞质回缩，细胞间隙增大后，立即加含血清培养基终止消化。

(4) 用吸管吸取瓶内培养基，反复吹打瓶壁细胞，吹打过程顺序进行，从瓶底一边开始到另一边结束，以确保所有瓶底细胞都被吹到，细胞脱离瓶壁后形成细胞悬液。

(5) 1000 rpm 离心 5 min，吸弃上清液。

(6) 用含血清培养基重悬细胞，轻轻吹打成单个细胞悬液。

(7) 镜下细胞计数，稀释至所需密度，接种于培养瓶或培养板中。

(8) 细胞长至接近汇合状后采用无血清的 DMEM 处理 24 h 同步化，进行后续干预研究。

(三) 实验分组

(1) 正常糖组 (NG, 5.5 mM glucose)。

(2) 高糖组 (HG, 30 mM glucose)。

(3) 高渗对照组 (Mtol, 5.5 mM glucose + 24.5 mM mannitol)。

(4) 高糖+不同药物处理或质粒转染组。

二、质粒转染

（一）质粒转化、提取及鉴定

1. 质粒转化感受态细胞 DH5α

（1）从 −80 ℃ 冰箱中取出感受态细菌 E. coli DH5α 置于冰中融化。

（2）向 100 μL 的感受态细菌中加入用于转化的 DNA 1～2 μL（<50 ng）。

（3）冰中放置 30 min，42 ℃ 热冲击 60 s，冰中放置 2～3 min。

（4）加入 37 ℃ 预温好的 LB 培养液，使终体积为 1 mL，37 ℃ 震荡培养 1 h（150 rpm）。

（5）取下层 LB 培养液 100 μL 涂布于 LB 平板培养基（含氨苄青霉素 100 μg/mL），37 ℃ 倒置于孵箱中过夜培养。

2. 质粒提取

取 10～15 mL 液体 LB 加入 100 mL 无菌锥形瓶中，加 50 μL 100×氨苄青霉素（100 mg/mL）。用无菌针/枪头挑取琼脂平板培养基上的单个克隆加入上述 15 mL 离心管中，37 ℃ 过夜振摇 12～16 h。按照 Omega 无内毒素质粒抽提试剂盒说明书进行，主要步骤如下：

（1）5000 rpm 室温离心菌液 10 min。吸弃上清，加入 500 μL solution Ⅰ/RNase A。通过涡旋震荡或反复吹吸彻底重悬细胞。

（2）转移细胞悬液到一个新的 2 mL 微量离心管中，加入 500 μL solution Ⅱ。上下颠倒或旋转管子 6～8 次，轻柔但充分混合，得到澄清的溶菌液。室温孵育 <1 min。

（3）加入 250 μL buffer N3（4 ℃），上下颠倒管子几次，轻柔但充分混合，直到形成絮状（flocculent）白色沉淀。室温下离心，12000 rpm×10 min。

（4）小心地吸取及转移等体积澄清的上清到 1 个干净的 1.5 mL 离心管中。加入 0.1 倍体积的 ETR solution 到此清澈的溶菌液中。上下颠倒管子 6～8 次，混匀，冰上放置 10 min。

（5）42 ℃ 孵育溶菌液 5 min。12000 rpm 室温离心 3 min。

（6）转移上层水相（澄清的溶菌液）到新的 1.5 mL 离心管中，加入 500 μL 体积的纯乙醇（室温），上下颠倒管子 6～8 次轻柔混匀。室温下孵育 1～2 min。

（7）转移 700 μL solution 到一个干净的 2 mL 的收集管中（内含 HiBind DNA mini column Ⅱ 柱）。12000 rpm 室温离心 1 min，弃去流出液，继续把剩下的液体加入柱子，如上离心。弃去流出液，重复使用收集管。

（8）500 μL buffer HB 洗柱子，12000 rpm 室温离心 1 min。

（9）流出液加入 700 μL DNA wash buffer 洗柱子。12000 rpm 室温离心

1 min，弃去流出液。再用 700 μL DNA wash buffer 重复洗柱子一次。

（10）流出液空柱子 13000 rpm 室温离心 3 min。把柱子放在一个干净的新的 1.5 mL 微量离心管中。加 80 μL endotoxin-free elution buffer（或无菌水），室温静置 2 min，13000 rpm 室温离心 1 min 以洗涤 DNA。

3. 质粒鉴定

所有质粒交予华大基因测序鉴定，测序结果均符合要求。

（二）质粒转染（瞬时）

（1）6 孔板以 $2\times10^5/cm^2$ 的密度接种肾小球系膜细胞，加含 10%FBS 的 DMEM 培养液 2 mL，37 ℃，5% CO_2 培养箱中培养 24 h 左右，细胞融合至 60%～80% 水平即可开始转染实验。

（2）无菌离心管中准备好 A、B 两种溶液（以下为每一孔的用量）：

A 溶液：1.5 μg DNA + 1.5 μL Plus + 150 μL Opti-MEM Ⅰ 培养基；

B 溶液：3 μL lipofectamine LTX + 150 μL Opti-MEM Ⅰ 培养基。

混匀后室温放置 10 min。

（3）将 A、B 两种溶液轻轻混匀，室温下放置 30 min，使 DNA 与脂质体形成复合物。

（4）将复合物加入到 1 个孔中，温和混匀。

（5）将 6 孔板置于 37 ℃，5% CO_2 培养箱中，孵育 6 h 后换一次培养液，24 h 后加入处理因素，适当时间后收获细胞。

三、蛋白免疫印迹

（一）总蛋白的提取

组织加入三去污裂解液进行匀浆或经处理后的细胞用冷 PBS 漂洗细胞 1～2 次，加三去污裂解液 70 μL/皿，冰上用细胞刮子刮下培养皿底的细胞，收集组织匀浆液或细胞裂解液至 1.5 mL 离心管中，4 ℃，12000 rpm 离心 30 min，取蛋白上清液分装于 1.5 mL 离心管中，置于 −80 ℃ 保存。

（二）蛋白含量的测定

1. 曲线的制作

（1）先配好各浓度梯度 BSA，分别为 A：2000 μg/mL，B：1500 μg/mL，C：1000 μg/mL，D：750 μg/mL，E：500 μg/mL，F：250 μg/mL，G：125 μg/mL，H：25 μg/mL，I：0 μg/mL。(A+B) 混合液：50 份溶液 A 与 1 份 B 溶液混合。

（2）取一块 96 孔板，A-I 孔分别加入 25 μL 相应 A-I 号 BSA 标准溶液。再在每孔中加 200 μL MIX (A+B) 混合液。

（3）在混合器上将加好样的 96 孔板轻柔振荡混匀 30 s，37 ℃ 孵育 30

min，酶标仪上读板，Excel 制作标准曲线，得出蛋白定量标准曲线回归方程。

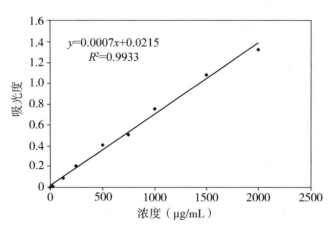

附图 蛋白定量标准曲线

2. 检测样品蛋白含量

（1）取分装后的蛋白，室温溶解，用蒸馏水稀释 5 倍。

（2）每孔加稀释后的样本 25 μL，加 MIX（A+B）混合液 200 μL，可加做多个复孔。

（3）混匀 30 s 后，37 ℃孵育 30 min，酶标仪上读数测定 OD_{570} 值。

（4）根据所得的 OD 值代入标准曲线趋势线公式中计算各样品浓度。

（三）Sds-page 电泳

1. 样品前处理

各组蛋白样品上样量为 30 μg，根据测得的样品浓度吸取一定体积的样品至干净离心管中，用三去污裂解液将总体积补足至 20 μL，再在每管加 5 μL 5×上样缓冲液。盖紧盖子，沸水中煮 5 min，迅速取出于冰上冷却，4 ℃瞬时离心。

2. 灌胶、上样、电泳

（1）玻璃板对齐后放入夹中卡紧，然后垂直卡在架子上准备灌胶，配制 8%～12% 分离胶，加入 temed 后立即摇匀即可灌胶。灌胶时，用 1 mL 枪吸取胶沿玻璃放出，待胶面升到约 3.5 cm 高度时停止灌胶。封水，静置 1 h，此时水和胶之间有一条折射线，倒去胶上层水并用吸水纸将水吸干。

（2）配 5% 的浓缩胶，加入 temed 后立即摇匀即可灌胶。将玻璃板剩余空间灌满浓缩胶（约 0.8 mL 或 1.0 mL），然后将梳子插入浓缩胶中。静置 1 h，使梳子保持水平。

(3) 将灌好胶的玻璃板放入电泳槽中。内外槽加入适量的电泳液后，两手分别捏住梳子的两边竖直向上轻轻将其拔出。用移液枪吹打冲洗泳道后上样。

(4) 电泳：70 V，30 min 跑浓缩胶，120～150 V 跑分离胶约 1 h，至溴酚蓝距胶底端 1 cm 时终止电泳，小心将胶取下。

3. 转膜

(1) 将与胶长宽一致的滤纸、海绵垫以及电泳后取下的胶用电转缓冲液浸泡润湿。根据胶的大小裁减 PVDF 膜，膜面积稍大于胶面积即可，将剪下的膜置于 100% 甲醇中均匀润湿 5 min，再放入电转缓冲液中浸泡。

(2) 将电转夹打开使黑的一面保持水平。按海绵—滤纸—胶—膜—滤纸—海绵的顺序依次从下至上摆放整齐，用玻棒来回擀几遍以擀走里面的气泡。合起夹子，将夹子放入转移槽中，电转夹的黑面对槽的黑面，夹的白面对槽的红面。槽的一边放冰盒降温。4 ℃，100 V 电转 90 min。

4. 膜处理

(1) 电转结束后将膜用 TBST 洗 3 次，每次 10 min，然后将膜置 5% 脱脂奶粉中室温封闭 1 h。

(2) 将一抗用 5% BSA 稀释，将膜平放至一封口袋中，把稀释好的抗体溶液加到袋中，4 ℃ 孵育过夜。

(3) 次日 TBST 洗膜 3 次，每次 10 min。

(4) 用 5% 脱脂奶分别按 1∶10000、1∶2000 稀释二抗和抗生物素二抗。

(5) 参照（3）的方法将二抗加到膜中，室温孵育 1 h 后，用 TBST 洗 3 次，每次 10 min。

5. 化学发光、显影

将 A 和 B 工作液两种试剂按照 1∶1 比例混合，将膜蛋白面朝上平放至干燥盒面上后，滴加 A、B 混合液至膜上；室温孵育 5 min，将膜移至保鲜膜上，去尽残液，包好，放入 GE ImageQuant LAS4000mini 中成像。

6. 凝胶图像分析

采用美国 Bio-Rad 公司 Quantity-one 图像分析软件对条带进行灰度分析。

四、RhoA 活性检测（Pull-down assay）

(1) 细胞裂解液（500 μg protein）和 Rhotekin-RBD beads 于摇床上共孵育，4 ℃ 1 h。

(2) 小心除去 90% 上清液。

(3) 500 μL Wash buffer 冲洗 beads。

(4) 3000～5000 转速 4 ℃ 离心 3 min。

（5）小心除去上清液。

（6）加入 2×laemmli sample buffer 入沉淀中，重悬沉淀，煮沸 2 min。

（7）样品行 4.7 Western blotting 步骤。

五、细胞免疫荧光

（1）于 6 孔板中放入无菌盖玻片，以 $1×10^5/cm^2$ 的密度接种系膜细胞，当细胞长至汇合状时，更换无血清培养基，继续培养 24 h 后，依次加入不同的处理因素。处理结束时，弃去培养液，用 PBS 冲洗。

（2）固定：加入 4% 的多聚甲醛室温固定 15 min，弃去多聚甲醛，室温空气干燥 10 min。PBS 冲洗 3 次，每次 5 min。

（3）破细胞膜：用 1% Triton X-100 破膜 10 min，除去残留液体，PBS 冲洗 3 次，每次 5 min。

（4）封闭：每张盖玻片加入 10% 正常山羊血清，室温封闭 30 min。

（5）孵一抗：除去血清，用山羊血清稀释一抗（1∶100），4 ℃湿盒孵育过夜。

（6）次日，PBS 冲洗 3 次，每次 5 min，除去 PBS 液。

（7）孵二抗：山羊血清稀释荧光标记的二抗（Alexa Fluor® 488-conjugated Goat anti–mouse IgG，1∶1000）（绿色），室温孵育 1 h；PBS 冲洗 3 次，每次 5 min，除去 PBS 液。

（8）核复染：用 Hoechst 33258（1∶1000）稀释避光室温孵育 10 min，复染细胞核（蓝色）；PBS 冲洗 3 次，每次 5 min，除去 PBS 液。

（9）封片：水溶性封片剂封片，激光共聚焦显微镜观察采集图像。

六、细胞骨架 F-actin 染色

（1）于 6 孔板中放入无菌盖玻片，以 $1×10^5/cm^2$ 的密度接种系膜细胞，当细胞长至汇合状时，更换无血清培养基，继续培养 24 h 后，依次加入不同的处理因素。处理结束时，弃去培养液，用 PBS 冲洗。

（2）固定：加入 4% 的多聚甲醛室温固定 15 min，弃去多聚甲醛，室温空气干燥 10 min。PBS 冲洗 3 次，每次 5 min。

（3）破细胞膜：用 0.1% Triton X-100 破膜 10 min，除去残留液体，PBS 冲洗 3 次，每次 5 min。

（4）封闭：每张盖玻片加入 10% 正常山羊血清，室温封闭 30 min。

（5）F-actin 染色：rhodamine-phalloidin 染料室温孵育细胞 30 min；PBS 冲洗 3 次，每次 5 min，除去 PBS 液，复染细胞核。

（6）封片：水溶性封片剂封片，激光共聚焦显微镜观察采集图像。

七、凝胶迁移实验检测 NF-κB 的 DNA 结合活性

原理介绍：EMSA（Electrophoretic mobility shift assay）凝胶迁移实验（又称 Gel shift assay 或 Gel retardation assay）是一种研究 DNA 与蛋白质或 RNA 与蛋白质相互作用的常用技术。这项技术是基于 DNA/蛋白质或 RNA/蛋白质复合体在聚丙烯酰胺凝胶电泳（PAGE）中有不同迁移率的原理。当核转录因子与一条人工合成的特异的 DNA 或 RNA 结合后，其在 PAGE 中的迁移率将小于未结合核蛋白转录因子的 DNA，从而可检测到活化的与 DNA 或 RNA 结合的蛋白转录或调节因子。

探针序列：

NF-κB：Sense-AGT TGA GGG GAC TTT CCC AGG C – 3′
    Antisense-TCA ACT CCC CTG AAA GGG TCC G – 5′

（一）核蛋白提取

1. 按照说明书配制试剂

以 60 mm 中皿为例：

（1）4 mL PBS/phosphatase inhibitors：将 0.4 mL 10 × PBS 与 3.4 mL 蒸馏水混合，再添加 0.2 mL Phosphatase Inhibitors，只限当天使用。

（2）1 × hypotonic buffer：加 25 μL 10 × hypotonic buffer 在 225 μL 水中，可在 4 ℃保存 1 周。

（3）10 mM DTT：加 1 μL 1M DTT 入 99 μL 蒸馏水，可在 – 20 ℃保存 1 年。

（4）Complete lysis buffer：加 2.5 μL 10 mM DTT 入 22.25 μL lysis buffer AM1，然后再加入 0.25 μL 的 protease inhibitor cocktail，只限当天使用。

2. 操作步骤

步骤一：

（1）弃去培养基，用 2.5 mL 冰冷的 PBS/phosphatase inhibitors 溶液冲洗，弃去液体，加入 1.5 mL 冰冷的 PBS/phosphatase inhibitors 溶液。

（2）用细胞刮轻轻将细胞刮取下来，转移至预冷的 1.5 mL Ep 管中。

（3）4000 rpm，4 ℃离心 10 min。

（4）弃去上清液，保存细胞沉淀于冰上。

步骤二：

（1）轻轻将细胞重悬于 250 μL，1 × hypotonic buffer 中（上下吸液数次），冰上孵育 15 min。

（2）加入 12.5 μL 去污剂（detergent），然后最大转速涡旋。注意：去污剂的存在会干扰 brandford 和 BCA 蛋白定量，因此定量时采用 complete lysis buffer 作空白对照。

(3) 离心上清液,4 ℃,14000 g 离心 3 min。

(4) 转移上清(胞浆部分)至一预冷的微量离心管中,将上清存于 -80 ℃备用,沉淀部分用于提取核蛋白。

步骤三:

(1) 用 25 μL complete lysis buffer 重悬沉淀,上下吸液,最大转速涡旋 10 s。

(2) 冰上孵育 30 min。

(3) 最大转速涡旋 30 s,4 ℃,14000 g 离心 10 min,转移上清至另一预冷的 Ep 管中。

(4) 蛋白分装后 -80 ℃保存,避免反复冻融。

(二) EMSA 分析

1. 配制非变性 page 胶(non-denaturing page gel)(附表3)

10 mL/mini-gel,1.5 mm comb,0.5×TBE。

附表 配制非变性 PAE 胶

试　剂	5%	6%	7%
5×TBE	1 mL	1 mL	1 mL
29∶1 Acr-Bis (30%,W/V)	1.67 mL	2 mL	2.3 mL
100% glycerol	0.25 mL	0.25 mL	0.25 mL
distilled H$_2$O	6.98 mL	6.65 mL	6.35 mL
10% AP	100 μL	100 μL	100 μL
temed	10 μL	10 μL	10 μL

总体积:10 mL/gel

2. 配 0.5×TBE

5×TBE 100 mL,加 900 mL ddH$_2$O 至 1 L,4 ℃冰箱预冷待用。

3. 预电泳

用新鲜 0.5×TBE 冲洗胶孔,可见凝胶、油状液体被冲洗出,3～4 次每孔,100 V,30 min。

4. 准备核蛋白的结合反应

(1) 解冻所有的结合反应组分,将其置于冰上,避免 DNA 探针的过度变热。直到用前才解冻核蛋白提取物。

(2) 按说明书准备 20 μL 的反应体系。

(3) 在加入 biotin-labeled 的 DNA 探针之前，将核蛋白与其他组分预先室温孵育 10 min。

(4) 加入 biotin-labeled 的 DNA 探针之后，各组分在室温孵育 20 min。

(5) 加入探针后，反应体系中加入 4 μL 6×loading buffer 和 0.5 μL 5×loading buffer（含溴酚蓝，指示作用）。用枪头来回吹打数次混匀或用指尖轻弹混匀，避免涡旋或者剧烈混匀。

5. 电泳

(1) 关闭电源。

(2) 用微量进样器吸取 0.5×TBE 冲洗胶孔，上样 24.5 μL。

(3) 打开电源，100 V，4 ℃电泳 50～70 min（电泳结束时间主要依据：溴酚蓝离板底 1～2 cm），直至溴酚蓝迁移到胶长的 2/3 或 3/4 处（注：生物素标记的自由探针在溴酚蓝后一点）。

6. 电转（带正电的尼龙膜）

(1) 比对样品数，多预留 1 孔，剪好尼龙膜，标记好正反和上下方向，在新鲜配制的 0.5×TBE 中浸泡 10 min 以上。其余电转部件浸泡于回收的 0.5×TBE 中。

(2) 按照 Western 经典的三明治方法从负极到正极依次放置海绵、滤纸、胶、膜、滤纸、海绵，注意赶走气泡，因为带正电的尼龙膜具有很强的疏水性，需要注意排开气泡。使用干净的镊子、无滑石粉的手套，在膜的角落区域进行夹持操作。电泳后，慢慢从电泳装置的凝胶上移走一片玻璃。将凝胶与另一片玻璃一起移入装有 0.5×TBE 的盒中。在 0.5×TBE 中让凝胶板与玻璃板分离，使凝胶板漂浮在 0.5×TBE 中。取一片预浸湿的滤纸在 0.5×TBE 中移动到凝胶板下面。小心将滤纸与其上的凝胶板一起从 0.5×TBE 中移出，置于电转移泡沫垫上并按海绵—滤纸—凝胶—膜—滤纸—海绵的顺序装配电转移夹。注意电极方向不能搞错。

(3) 4 ℃电转，恒流（380 mA），电转 60～70 min。

(4) 电转结束后，胶中没有蓝色，膜上仍残留少许溴酚蓝。将膜的溴酚蓝面朝上，平铺在干净纸巾上，让液体从上往下透过膜被吸收，但不要让膜完全干，转下步。

7. 紫外交联

将膜置于 254 nm 手提式紫外灯下交联，距离把握 0.5～1.0 cm。先将干净的一次性 PE 手套铺在紫外台上，滴几滴 0.5×TBE（保持膜湿润但表面不要有液体），利用虹吸作用将膜贴敷在上面，防止膜干燥。如果本步骤没有时间做，可以将膜上的液体吸干，放置于干净的容器中，室温保存数天，注意在准备好进行下一步骤时方可将膜弄湿。此步只需将膜水分吸干即可，不必放于干燥烘箱 80 ℃，2 h。

8. 预热封闭液（blocking buffer）和 4×wash buffer

放于 37 ℃摇床或水浴中预热 30 min 左右，直到所有的颗粒物被溶解（溶液澄清）。

9. 封闭

用 10 mL 封闭液，室温封闭 60 min，缓慢摇摆。封闭完，膜无色。

10. 结合反应

在封闭液中按 1∶300 比例加入稳定的链亲和素——辣根过氧化物酶交联物（50 μL/15 mL），继续室温缓慢摇摆结合 15 min。

11. 洗膜

转移膜至另一容器，加入 10 mL 1×wash buffer 洗膜 4 次，室温摇摆 10 min/次。注意：结合和封闭时缓慢摇摆，洗膜时加快摇摆速度。

12. 显影

同 4.8 Western blotting 显影步骤。

八、肾脏冰冻切片免疫荧光

（1）取小鼠新鲜肾脏，分别经 10%、20%、30% 的蔗糖溶液梯度脱水各 1 h。

（2）调节 leica 冰冻切片机箱体温度 -25 ℃，冻头 -20 ℃。将脱水后的肾脏用 oct 包埋剂包埋，在冰切机中预冷 30 min。

（3）调节切片厚度，为 7.5 μm，到切至最大面时开始收集切片。

（4）封闭：每张切片加入 10% 正常山羊血清，室温封闭 30 min。

（5）孵一抗：除去血清，用山羊血清稀释一抗（1∶100），4 ℃湿盒孵育过夜。

（6）次日，PBS 冲洗 3 次，每次 5 min，除去 PBS 液。

（7）孵二抗：山羊血清稀释荧光标记的二抗，室温孵育 1 h；PBS 冲洗 3 次，每次 5 min，除去 PBS 液。

（8）核复染：用 hoechst 33258（1∶1000）稀释，避光室温孵育 10 min，复染细胞核（蓝色）；PBS 冲洗 3 次，每次 5 min，除去 PBS 液。

（9）封片：水溶性封片剂封片，激光共聚焦显微镜观察采集图像。

九、免疫共沉淀实验

（1）500 μL 蛋白裂解液中加入 0.2~2 μg 用于免疫沉淀的一抗，4 ℃缓慢摇动过夜。

(2) 再加入 20 μL 充分重悬的 protein A + G agarose，4 ℃ 缓慢摇动 1～3 h。

(3) 2500 rpm（约 1000 g）离心 5 min，或瞬时高速离心，小心吸除上清，注意宁可留下少量上清也不能吸掉 protein A + G agarose。

(4) 用准备蛋白样品时的裂解液或 PBS 洗涤沉淀 5 次，裂解液或 PBS 的用量每次为 0.5～1.0 μL。洗涤时离心条件和吸除上清的要求同上面的步骤(3)。

(5) 完成最后一次洗涤后，去除上清，加入 20～40 μL 1×SDS-page 电泳上样缓冲液 vortex 重悬沉淀，瞬时高速离心把样品离心至管底。

(6) 100 ℃ 或沸水浴处理 3～5 min，取部分或全部样品用于 SDS-page 电泳。

十、划痕标记染料示踪实验

(1) 肾小球系膜细胞于 confocal 小皿中生长融合至 80%。

(2) 吸弃培养液后用预热 37 ℃ 的 PBS（0.01 mol/L，pH 7.4）轻轻冲洗 3 遍，以除去细胞表面的杂质。

(3) 用手术刀片在皿底轻轻划痕 5 道，然后加入 0.1% lucifer yellow 1 mL，避光 37 ℃ 孵育 5 min。

(4) 吸净染液，用预热 37 ℃ 的 PBS（0.01 mol/L，pH 7.4）漂洗 3 遍并吸净，以除去游离的剩余荧光染料。

(5) 每皿加预热 37 ℃ 的 PBS（0.01 mol/L，pH 7.4）1 mL 以防观察过程中细胞干涸、变形、死亡，于激光共聚焦显微镜下观察并拍片。

十一、统计分析

实验数据结果采用均数 ± 标准差（$\bar{X} \pm S$）表示，用 SPSS 16.0 统计软件进行分析比较。两组组间比较、组内比较用 t 检验；多组比较用单因素方差分析（one-way ANOVA，Bonferroni 法）。以 $P < 0.05$ 为差异，有统计学意义。

参 考 文 献

[1] Stenvinkel P. Chronic kidney disease: a public health priority and harbinger of premature cardiovascular disease [J]. Journal of Internal Medicine, 2010 (268): 456-467.

[2] Sarnak M J, Levey A S, Schoolwerth A C, Coresh J, Culleton B, Hamm L L, McCullough P A, Kasiske B L, Kelepouris E, Klag M J, Parfrey P, Pfeffer M, Raij L, Spinosa D J, Wilson P W. American Heart Association Councils on Kidney in Cardiovascular Disease, High Blood Pressure Research, Clinical Cardiology, and Epidemiology and Prevention. Kidney disease as a risk factor for development of cardiovascular disease: a statement from the American Heart Association Councils on Kidney in Cardiovascular Disease, High Blood Pressure Research. Clinical Cardiology, and Epidemiology and Prevention [J]. Circulation, 2003 (108): 2154-2169.

[3] Panchapakesan U, Chen X M, Pollock C A. Drug insight: thiazolidinediones and diabetic nephropathy—relevance to renoprotection [J]. Nature Clinical Practice, 2005 (1): 33-43.

[4] Schena F P, Gesualdo L. Pathogenetic mechanisms of diabetic nephropathy [J]. J Am Soc Nephrol, 2005 (16): S30-S33.

[5] Cove-Smith A, Hendry B M. The regulation of mesangial cell proliferation [J]. Nephron, 2008 (108): e74-e79.

[6] Karihaloo A. Anti-fibrosis therapy and diabetic nephropathy [J]. Current Diabetes Reports, 2012 (12): 414-422.

[7] Cooper M E. Interaction of metabolic and haemodynamic factors in mediating experimental diabetic nephropathy [J]. Diabetologia, 2001 (44): 1957-1972.

[8] Aoki T, Kaneko S, Tanimoto M, Gohda T, Hagiwara S, Murakoshi M, Ishikawa Y, Furukawa M, Funabiki K, Horikoshi S, Tomino Y. Identification of quantitative traitloci for diabetic nephropathy in KK-Ay/Ta mice [J]. Journal of Nephrology, 2012 (25): 127-136.

[9] Stanton R C. Oxidative stress and diabetic kidney disease [J]. Current Diabetes Reports, 2011 (11): 330 – 336.

[10] Tesch G H, Lim A K. Recent insights into diabetic renal injury from the *db/db* mouse model of type 2 diabetic nephropathy [J]. American Journal of Physiology. Renal Physiology, 2011 (300): F301 – F310.

[11] Kamiyama M, Zsombok A, Kobori H. Urinary angiotensinogen as a novel early biomarker of intrarenal renin-angiotensin system activation in experimental type 1 diabetes [J]. Journal of Pharmacological Sciences, 2012 (119): 314 – 323.

[12] Lim A K, Tesch G H. Inflammation in diabetic nephropathy [J]. Mediators of Inflammation, 2012: 146154.

[13] Mima A. Inflammation and oxidative stress in diabetic nephropathy: new insights on its inhibition as new therapeutic targets [J]. Journal of Diabetes Research, 2013: 248563.

[14] Bashan N, Kovsan J, Kachko I, Ovadia H, Rudich A. Positive and negative regulation of insulin signaling by reactive oxygen and nitrogen species [J]. Physiological Reviews, 2009 (89): 27 – 71.

[15] Eid A A, Gorin Y, Fagg B M, Maalouf R, Barnes J L, Block K, Abboud H E. Mechanisms of podocyte injury in diabetes: role of cytochrome P450 and NADPH oxidases [J]. Diabetes, 2009 (58): 1201 – 1211.

[16] Sedeek M, Nasrallah R, Touyz R M, Hebert R L. NADPH oxidases, reactive oxygen species, and the kidney: friend and foe [J]. Journal of the American Society of Nephrology: JASN, 2013 (24): 1512 – 1518.

[17] Etoh T, Inoguchi T, Kakimoto M, Sonoda N, Kobayashi K, Kuroda J, Sumimoto H, Nawata H. Increased expression of NAD (P) H oxidase subunits, NOX4 and p22phox, in the kidney of streptozotocin-induced diabetic rats and its reversibity by interventive insulin treatment [J]. Diabetologia, 2003 (46): 1428 – 1437.

[18] Eid A A, Ford B M, Block K, Kasinath B S, Gorin Y, Ghosh-Choudhury G, Barnes J L, Abboud H E. AMP-activated protein kinase (AMPK) negatively regulates Nox4-dependent activation of p53 and epithelial cell apoptosis in diabetes [J]. The Journal of Biological Chemistry, 2010 (285): 37503 – 37512.

[19] Sedeek M, Gutsol A, Montezano A C, Burger D, Nguyen Dinh Cat A,

Kennedy C R, Burns K D, Cooper M E, Jandeleit-Dahm K, Page P, Szyndralewiez C, Heitz F, Hebert R L, Touyz R M. Renoprotective effects of a novel Nox1/4 inhibitor in a mouse model of Type 2 diabetes [J]. Clinical Science, 2013 (124): 191-202.

[20] Newsholme P, Haber E P, Hirabara S M, Rebelato E L, Procopio J, Morgan D, Oliveira-Emilio H C, Carpinelli A R, Curi R. Diabetes associated cell stress and dysfunction: role of mitochondrial and non-mitochondrial ROS production and activity [J]. The Journal of Physiology, 2007 (583): 9-24.

[21] Zhang Z, Apse K, Pang J, Stanton R C. High glucose inhibits glucose-6-phosphate dehydrogenase via cAMP in aortic endothelial cells [J]. The Journal of Biological Chemistry, 2000 (275): 40042-40047.

[22] Mezzetti A, Cipollone F, Cuccurullo F. Oxidative stress and cardiovascular complications in diabetes: isoprostanes as new markers on an old paradigm [J]. Cardiovascular Research, 2000 (47): 475-488.

[23] Kakimoto M, Inoguchi T, Sonta T, Yu H Y, Imamura M, Etoh T, Hashimoto T, Nawata H. Accumulation of 8-hydroxy-2'-deoxyguanosine and mitochondrial DNA deletion in kidney of diabetic rats [J]. Diabetes, 2002 (51): 1588-1595.

[24] Duckworth W C. Hyperglycemia and cardiovascular disease [J]. Current Atherosclerosis Reports, 2001 (3): 383-391.

[25] Bursell S E, Clermont A C, Aiello L P, Aiello L M, Schlossman D K, Feener E P, Laffel L, King G L. High-dose vitamin E supplementation normalizes retinal blood flow and creatinine clearance in patients with type 1 diabetes [J]. Diabetes Care, 1999 (22): 1245-1251.

[26] Vaziri N D. Protective effect of Nrf2 and catalase in maternal diabetes-induced perinatal hypertension and kidney disease [J]. Diabetes, 2012 (61): 2400-2402.

[27] Osburn W O, Kensler T W. Nrf2 signaling: an adaptive response pathway for protection against environmental toxicinsults [J]. Mutation Research, 2008 (659): 31-39.

[28] Xue M, Qian Q, Adaikalakoteswari A, Rabbani N, Babaei-Jadidi R, Thornalley P J. Activation of NF-E2-related factor-2 reverses biochemical dysfunction of endothelial cells induced by hyperglycemia linked to vascular

disease [J]. Diabetes, 2008 (57): 2809 - 2817.

[29] Zheng H, Whitman S A, Wu W, Wondrak G T, Wong P K, Fang D, Zhang D D. Therapeutic potential of Nrf2 activators in streptozotocin-induced diabetic nephropathy [J]. Diabetes, 2011 (60): 3055 - 3066.

[30] Pergola P E, Raskin P, Toto R D, Meyer C J, Huff J W, Grossman E B, Krauth M, Ruiz S, Audhya P, Christ-Schmidt H, Wittes J, Warnock D G, B S. Investigators. Bardoxolone methyl and kidney function in CKD with type 2 diabetes [J]. N Engl J Med, 2011 (365): 327 - 336.

[31] Pergola P E, Krauth M, Huff J W, Ferguson D A, Ruiz S, Meyer C J, Warnock D G. Effect of bardoxolone methyl on kidney function in patients with T2D and Stage 3b-4 CKD [J]. American Journal of Nephrology, 2011 (33): 469 - 476.

[32] Singh V P, Bali A, Singh N, Jaggi A S. Advanced glycation end products and diabetic complications [J]. The Korean Journal of Physiology & Pharmacology: Official Journal of the Korean Physiological Society and the Korean Society of Pharmacology, 2014 (18): 1 - 14.

[33] Kim Y S, Kim B C, Song C Y, Hong H K, Moon K C, Lee H S. Advanced glycosylation end products stimulate collagen mRNA synthesis in mesangial cells mediated by protein kinase C and transforming growth factor-beta [J]. The Journal of Laboratory and Clinical Medicine, 2001 (138): 59 - 68.

[34] Wolf G. New insights into the pathophysiology of diabetic nephropathy: from haemodynamics to molecular pathology [J]. European Journal of Clinical Investigation, 2004 (34): 785 - 796.

[35] Fukami K, Ueda S, Yamagishi S, Kato S, Inagaki Y, Takeuchi M, Motomiya Y, Bucala R, Iida S, Tamaki K, Imaizumi T, Cooper M E, Okuda S. AGEs activate mesangial TGF-beta-Smad signaling via an angiotensin II type I receptor interaction [J]. Kidney International, 2004 (66): 2137 - 2147.

[36] Twigg S M, Cao Z, SV M C, Burns W C, Brammar G, Forbes J M, Cooper M E. Renal connective tissue growth factor induction in experimental diabetes is prevented by aminoguanidine [J]. Endocrinology, 2002 (143): 4907 - 4915.

[37] Gu L, Hagiwara S, Fan Q, Tanimoto M, Kobata M, Yamashita M,

Nishitani T, Gohda T, Ni Z, Qian J, Horikoshi S, Tomino Y. Role of receptor for advanced glycation end-products and signalling events in advanced glycation end-product-induced monocyte chemoattractant protein-1 expression in differentiated mouse podocytes [J]. Nephrol Dial Transplant, 2006 (21): 299 – 313.

[38] Forbes J M, Cooper M E, Oldfield M D, Thomas M C. Role of advanced glycation end products in diabetic nephropathy [J]. Journal of the American Society of Nephrology: JASN, 2003 (14): S254 – S258.

[39] Mott J D, Khalifah R G, Nagase H, Shield C F, 3rd, Hudson J K, Hudson B G. Nonenzymatic glycation of type IV collagen and matrix metalloproteinase susceptibility [J]. Kidney International, 1997 (52): 1302 – 1312.

[40] Charonis A S, Tsilbary E C. Structural and functional changes of laminin and type IV collagen after nonenzymatic glycation [J]. Diabetes, 1992 (41): 49 – 51.

[41] Kelly D J, Gilbert R E, Cox A J, Soulis T, Jerums G, Cooper M E. Aminoguanidine ameliorates overexpression of prosclerotic growth factors and collagen deposition in experimental diabetic nephropathy [J]. Journal of the American Society of Nephrology: JASN, 2001 (12): 2098 – 2107.

[42] Wendt T M, Tanji N, Guo J, Kislinger T R, Qu W, Lu Y, Bucciarelli L G, Rong L L, Moser B, Markowitz G S, Stein G, Bierhaus A, Liliensiek B, Arnold B, Nawroth P P, Stern D M, D'Agati V D, Schmidt A M. RAGE drives the development of glomerulosclerosis and implicates podocyte activation in the pathogenesis of diabetic nephropathy [J]. The American Journal of Pathology, 2003 (162): 1123 – 1137.

[43] Tan A L, Sourris K C, Harcourt B E, Thallas-Bonke V, Penfold S, Andrikopoulos S, Thomas M C, O'Brien R C, Bierhaus A, Cooper M E, Forbes J M, Coughlan M T. Disparate effects on renal and oxidative parameters following RAGE deletion, AGE accumulation inhibition, or dietary AGE control in experimental diabetic nephropathy [J]. American Journal of Physiology. Renal Physiology, 2010 (298): F763 – F770.

[44] Sourris K C, Forbes J M, Cooper M E. Therapeutic interruption of advanced glycation in diabetic nephropathy: do all roads lead to rome [J]. Annals of the New York Academy of Sciences, 2008 (1126): 101 – 106.

[45] Miyata T, van Ypersele de Strihou C, Ueda Y, Ichimori K, Inagi R, Onogi H, Ishikawa N, Nangaku M, Kurokawa K. Angiotensin II receptor antagonists and angiotensin-converting enzyme inhibitors lower in vitro the formation of advanced glycation end products: biochemical mechanisms [J]. Journal of the American Society of Nephrology: JASN, 2002 (13): 2478 – 2487.

[46] Ishibashi Y, Yamagishi S, Matsui T, Ohta K, Tanoue R, Takeuchi M, Ueda S, Nakamura K, Okuda S. Pravastatin inhibits advanced glycation end products (AGEs) -induced proximal tubular cell apoptosis and injury by reducing receptor for AGEs (RAGE) level [J]. Metabolism, 2012 (61): 1067 – 1072.

[47] Rivero A, Mora C, Muros M, Garcia J, Herrera H, Navarro-Gonzalez J F. Pathogenic perspectives for the role of inflammation in diabetic nephropathy [J]. Clinical Science, 2009 (116): 479 – 492.

[48] Navarro-Gonzalez J F, Mora-Fernandez C, Muros de Fuentes M, Garcia-Perez J. Inflammatory molecules and pathways in the pathogenesis of diabetic nephropathy [J]. Nature Reviews Nephrology, 2011 (7): 327 – 340.

[49] Navarro-Gonzalez J F, Mora-Fernandez C. The role of inflammatory cytokines in diabetic nephropathy [J]. Journal of the American Society of Nephrology: JASN, 2008 (19): 433 – 442.

[50] Duran-Salgado M B, Rubio-Guerra A F. Diabetic nephropathy and inflammation [J]. World Journal of Diabetes, 2014 (5): 393 – 398.

[51] Kim S M, Lee S H, Kim Y G, Kim S Y, Seo J W, Choi Y W, Kim D J, Jeong K H, Lee T W, Ihm C G, Won K Y, Moon J Y. Hyperuricemia-induced NLRP3 activation of macrophages contributes to the progression of diabetic nephropathy [J]. American Journal of Physiology-Renal Physiology, 2015 (308): F993 – F1003.

[52] Wu C C, Chen J S, Lu K C, Chen C C, Lin S H, Chu P, Sytwu H K, Lin Y F. Aberrant cytokines/chemokines production correlate with proteinuria in patients with overt diabetic nephropathy [J]. Clinica Chimica Acta; International Journal of Clinical Chemistry, 2010 (411): 700 – 704.

[53] Galkina E, Ley K. Leukocyte recruitment and vascular injury in diabetic nephropathy [J]. Journal of the American Society of Nephrology: JASN, 2006 (17): 368 – 377.

[54] Ha H, Yu M R, Choi Y J, Kitamura M, Lee H B. Role of high glucose-induced nuclear factor-kappa B activation in monocyte chemoattractant protein-1 expression by mesangial cells [J]. Journal of the American Society of Nephrology: JASN, 2002 (13): 894-902.

[55] Quehenberger P, Bierhaus A, Fasching P, Muellner C, Klevesath M, Hong M, Stier G, Sattler M, Schleicher E, Speiser W, Nawroth P P. Endothelin 1 transcription is controlled by nuclear factor-kappa B in AGE-stimulated cultured endothelial cells [J]. Diabetes, 2000 (49): 1561-1570.

[56] Cohen M P, Shea E, Chen S, Shearman C W. Glycated albumin increases oxidative stress, activates NF-kappa B and extracellular signal-regulated kinase (ERK), and stimulates ERK-dependent transforming growth factor-beta 1 production in macrophage RAW cells [J]. The Journal of Laboratory and Clinical Medicine, 2003 (141): 242-249.

[57] Hofmann M A, Schiekofer S, Isermann B, Kanitz M, Henkels M, Joswig M, Treusch A, Morcos M, Weiss T, Borcea V, Abdel Khalek A K, Amiral J, Tritschler H, Ritz E, Wahl P, Ziegler R, Bierhaus A, Nawroth P P. Peripheral blood mononuclear cells isolated from patients with diabetic nephropathy show increased activation of the oxidative-stress sensitive transcription factor NF-kappa B [J]. Diabetologia, 1999 (42): 222-232.

[58] Mezzano S A, Barria M, Droguett M A, Burgos M E, Ardiles L G, Flores C, Egido J [J]. Tubular NF-kappa B and AP-1 activation in human proteinuric renal disease. Kidney International, 2001 (60): 1366-1377.

[59] Hattori Y, Hattori S, Akimoto K, Nishikimi T, Suzuki K, Matsuoka H, Kasai K. Globular adiponectin activates nuclear factor-kappa B and activating protein-1 and enhances angiotensin II-induced proliferation in cardiac fibroblasts [J]. Diabetes, 2007 (56): 804-808.

[60] Nagai N, Izumi-Nagai K, Oike Y, Koto T, Satofuka S, Ozawa Y, Yamashiro K, Inoue M, Tsubota K, Umezawa K, Ishida S. Suppression of diabetes-induced retinal inflammation by blocking the angiotensin II type 1 receptor or its downstream nuclear factor-kappa B pathway [J]. Investigative Ophthalmology & Visual Science, 2007 (48): 4342-4350.

[61] Bierhaus A, Schiekofer S, Schwaninger M, Andrassy M, Humpert P M, Chen J, Hong M, Luther T, Henle T, Kloting I, Morcos M, Hofmann M,

Tritschler H, Weigle B, Kasper M, Smith M, Perry G, Schmidt A M, Stern D M, Haring H U, Schleicher E, Nawroth P P. Diabetes-associated sustained activation of the transcription factor nuclear factor-kappa B [J]. Diabetes, 2001 (50): 2792-2808.

[62] Rial N S, Choi K, Nguyen T, Snyder B, Slepian M J. Nuclear factor kappa B (NF-kappa B): a novel cause for diabetes, coronary artery disease and cancer initiation and promotion [J]. Medical Hypotheses, 2012 (78): 29-32.

[63] Mezzano S, Aros C, Droguett A, Burgos M E, Ardiles L, Flores C, Schneider H, Ruiz-Ortega M, Egido J. NF-kappa B activation and overexpression of regulated genes in human diabetic nephropathy [J]. Nephrol Dial Transplant, 2004 (19): 2505-2512.

[64] Chen L, Zhang J, Zhang Y, Wang Y, Wang B. Improvement of inflammatory responses associated with NF-kappa B pathway in kidneys from diabetic rats [J]. Inflammation Research, 2008 (57): 199-204.

[65] Mirza A, Liu S L, Frizell E, Zhu J, Maddukuri S, Martinez J, Davies P, Schwarting R, Norton P, Zern M A. A role for tissue transglutaminase in hepatic injury and fibrogenesis, and its regulation by NF-kappa B [J]. The American Journal of Physiology, 1997 (272): G281-288.

[66] Zoja C, Donadelli R, Colleoni S, Figliuzzi M, Bonazzola S, Morigi M, Remuzzi G. Protein overload stimulates RANTES production by proximal tubular cells depending on NF-kappa B activation [J]. Kidney International, 1998 (53): 1608-1615.

[67] Darville M I, Eizirik D L. Regulation by cytokines of the inducible nitric oxide synthase promoter in insulin-producing cells [J]. Diabetologia, 1998 (41): 1101-1108.

[68] Ohshiro Y, Takasu N. Molecular mechanism of diabetic nephropathy. Nihon rinsho [J]. Japanese Journal of Clinical Medicine, 2006 (64): 997-1003.

[69] Kanamori H, Matsubara T, Mima A, Sumi E, Nagai K, Takahashi T, Abe H, Iehara N, Fukatsu A, Okamoto H, Kita T, Doi T, Arai H. Inhibition of MCP-1/CCR2 pathway ameliorates the development of diabetic nephropathy [J]. Biochemical and Biophysical Research Communications, 2007 (360): 772-777.

[70] Harmankaya O, Seber S, Yilmaz M. Combination of pentoxifylline with

angiotensin converting enzyme inhibitors produces an additional reduction in microalbuminuria in hypertensive type 2 diabetic patients [J]. Renal Failure, 2003 (25): 465 – 470.

[71] Sakaguchi M, Isono M, Isshiki K, Sugimoto T, Koya D, Kashiwagi A. Inhibition of mTOR signaling with rapamycin attenuates renal hypertrophy in the early diabetic mice [J]. Biochemical and Biophysical Research Communications, 2006 (340): 296 – 301.

[72] Lo C S, Liu F, Shi Y, Maachi H, Chenier I, Godin N, Filep J G, Ingelfinger J R, Zhang S L, Chan J S. Dual RAS blockade normalizes angiotensin-converting enzyme-2 expression and prevents hypertension and tubular apoptosis in Akita angiotensinogen-transgenic mice [J]. American Journal of Physiology-Renal Physiology, 2012 (302): F840 – F852.

[73] Drummond K, Mauer M G. International diabetic nephropathy study, the early natural history of nephropathy in type 1 diabetes: II. Early renal structural changes in type 1 diabetes [J]. Diabetes, 2002 (51): 1580 – 1587.

[74] Cao Z, Cooper M E, Wu L L, Cox A J, Jandeleit-Dahm K, Kelly D J, Gilbert R E. Blockade of the renin-angiotensin and endothelin systems on progressive renal injury [J]. Hypertension, 2000 (36): 561 – 568.

[75] Mezzano S, Droguett A, Burgos M E, Ardiles L G, Flores C A, Aros C A, Caorsi I, Vio C P, Ruiz-Ortega M, Egido J. Renin-angiotensin system activation and interstitial inflammation in human diabetic nephropathy [J]. Kidney International, 2003 (Supplement): S64 – S70.

[76] Fernandez Juarez G, Luno J, Barrio V, de Vinuesa S G, Praga M, Goicoechea M, Cachofeiro V, Nieto J, Fernandez Vega F, Tato A, Gutierrez E, Group P S. Effect of dual blockade of the renin-angiotensin system on the progression of type 2 diabetic nephropathy: a randomized trial [J]. Am J Kidney Dis, 2013 (61): 211 – 218.

[77] Mehdi U F, Adams-Huet B, Raskin P, Vega G L, Toto R D. Addition of angiotensin receptor blockade or mineralocorticoid antagonism to maximal angiotensin-converting enzyme inhibition in diabetic nephropathy [J]. Journal of the American Society of Nephrology: JASN, 2009 (20): 2641 – 2650.

[78] Liao J, Kobayashi M, Kanamuru Y, Nakamura S, Makita Y, Funabiki K, Horikoshi S, Tomino Y. Effects of candesartan, an angiotensin II type 1

receptor blocker, on diabetic nephropathy in KK/Ta mice [J]. Journal of Nephrology, 2003 (16): 841-849.

[79] Kagami S, Border W A, Miller D E, Noble N A. Angiotensin II stimulates extracellular matrix protein synthesis through induction of transforming growth factor-beta expression in rat glomerular mesangial cells [J]. The Journal of Clinical Investigation, 1994 (93): 2431-2437.

[80] Wang L, Xing X P, Holmes A, Wadham C, Gamble J R, Vadas M A, Xia P. Activation of the sphingosine kinase-signaling pathway by high glucose mediates the proinflammatory phenotype of endothelial cells [J]. Circulation Research, 2005 (97): 891-899.

[81] You B, Ren A, Yan G, Sun J. Activation of sphingosine kinase-1 mediates inhibition of vascular smooth muscle cell apoptosis by hyperglycemia [J]. Diabetes, 2007 (56): 1445-1453.

[82] Geoffroy K, Wiernsperger N, Lagarde M, El Bawab S. Bimodal effect of advanced glycation end products on mesangial cell proliferation is mediated by neutral ceramidase regulation and endogenous sphingolipids [J]. The Journal of Biological Chemistry, 2004 (279): 34343-34352.

[83] Lan T, Liu W, Xie X, Xu S, Huang K, Peng J, Shen X, Liu P, Wang L, Xia P, Huang H. Sphingosine kinase-1 pathway mediates high glucose-induced fibronectin expression in glomerular mesangial cells [J]. Molecular Endocrinology, 2011 (25): 2094-2105.

[84] Huang J, Huang K, Lan T, Xie X, Shen X, Liu P, Huang H. Curcumin ameliorates diabetic nephropathy by inhibiting the activation of the SphK1-S1P signaling pathway [J]. Molecular and Cellular Endocrinology, 2013 (365): 231-240.

[85] Furukawa M, Gohda T, Tanimoto M, Tomino Y. Pathogenesis and novel treatment from the mouse model of type 2 diabetic nephropathy [J]. The Scientific World Journal, 2013 (2013): 928197.

[86] Dyakova E Y, Kapilevich L V, Shylko V G, Popov S V, Anfinogenova Y. Physical exercise associated with no production: signaling pathways and significance in health and disease [J]. Frontiers in Cell and Developmental Biology, 2015 (3): 19.

[87] Weiss E P, Albert S G, Reeds D N, Kress K S, Ezekiel U R, McDaniel J L, Patterson B W, Klein S, Villareal D T. Calorie restriction and matched

weight loss from exercise: independent and additive effects on glucoregulation and the incretin system in overweight women and men [J]. Diabetes Care, 2015 (38): 1253 – 1262.

[88] Liang H. Renal protective effects of a diet and exercise intervention in type 2 diabetic rats [J]. Biological Research for Nursing, 2015 (pii: 1099800415583106).

[89] Ishikawa Y, Gohda T, Tanimoto M, Omote K, Furukawa M, Yamaguchi S, Murakoshi M, Hagiwara S, Horikoshi S, Funabiki K, Tomino Y. Effect of exercise on kidney function, oxidative stress, and inflammation in type 2 diabetic KK-A (y) mice [J]. Experimental Diabetes Research, 2012 (2012): 702948.

[90] Geoffroy K, Troncy L, Wiernsperger N, Lagarde M, El Bawab S. Glomerular proliferation during early stages of diabetic nephropathy is associated with local increase of sphingosine-1-phosphate levels [J]. FEBS Letters, 2005 (579): 1249 – 1254.

[91] Lan T, Liu W H, Xie X, Xu S W, Huang K P, Peng J, Shen X Y, Liu P Q, Wang L J, Xia P, Huang H Q. Sphingosine kinase-1 pathway mediates high glucose-induced fibronectin expression in glomerular mesangial cells [J]. Molecular Endocrinology, 2011 (25): 2094 – 2105.

[92] Xie X, Peng J, Chang X T, Huang K P, Huang J, Wang S G, Shen X Y, Liu P Q, Huang H Q. Activation of RhoA/ROCK regulates NF-κB signaling pathway in experimental diabetic nephropathy [J]. Molecular and Cellular Endocrinology, 2013 (369): 86-97.

[93] Komers R. Rho kinase inhibition in diabetic nephropathy [J]. Current Opinion in Nephrology and Hypertension, 2011 (20): 77 – 83.

[94] Matoba K, Kawanami D, Okada R, Tsukamoto M, Kinoshita J, Ito T, Ishizawa S, Kanazawa Y, Yokota T, Murai N, Matsufuji S, Takahashi-Fujigasaki J, Utsunomiya K. Rho-kinase inhibition prevents the progression of diabetic nephropathy by downregulating hypoxia-inducible factor 1alpha [J]. Kidney International, 2013 (84): 545 – 554.

[95] Ridley A J. Rho family proteins: coordinating cell responses [J]. Trends Cell Biol, 2001 (11): 471 – 477.

[96] Loirand G, Guerin P, Pacaud P. Rho kinases in cardiovascular physiology and pathophysiology [J]. Circ Res, 2006 (98): 322 – 334.

[97] Jin L M, Ying Z K, Hilgers R H P, Yin J, Zhao X Y, Imig J D, Webb R C. Increased RhoA/Rho-kinase signaling mediates spontaneous tone in aorta from angiotensin Ⅱ-induced hypertensive rats [J]. Journal of Pharmacology and Experimental Therapeutics, 2006 (318): 288-295.

[98] Hamid S A, Bower H S, Baxter G F. Rho kinase activation plays a major role as a mediator of irreversible injury in reperfused myocardium [J]. Am J Physiol-Heart C, 2007 (292): H2598-H2606.

[99] Rikitake Y, Kim H H, Huang Z H, Seto M, Yano K, Asano T, Moskowitz M A, Liao J K. Inhibition of rho kinase (ROCK) leads to increased cerebral blood flow and stroke protection [J]. Stroke, 2005 (36): 2251-2257.

[100] Mueller B K, Mack H, Teusch N. Rho kinase, a promising drug target for neurological disorders [J]. Nat Rev Drug Discov, 2005 (4): 387-398.

[101] Massey A R, Miao L, Smith B N, Liu J, Kusaka I, Zhang J H, Tang J. Increased RhoA translocation in renal cortex of diabetic rats [J]. Life Sciences, 2003 (72): 2943-2952.

[102] Danesh F R, Sadeghi M M, Amro N, Philips C, Zeng L, Lin S, Sahai A, Kanwar Y S. 3-Hydroxy-3-methylglutaryl CoA reductase inhibitors prevent high glucose-induced proliferation of mesangial cells via modulation of Rho GTPase/p21 signaling pathway: implications for diabetic nephropathy [J]. Proceedings of the National Academy of Sciences of the United States of America, 2002 (99): 8301-8305.

[103] Axelsson J, Rippe A, Rippe B. Acute hyperglycemia induces rapid, reversible increases in glomerular permeability in nondiabetic rats [J]. Am J Physiol-Renal, 2010 (298): F1306-F1312.

[104] Komers R, Oyama T T, Beard D R, Anderson S. Effects of systemic inhibition of Rho kinase on blood pressure and renal haemodynamics in diabetic rats [J]. British Journal of Pharmacology, 2011 (162): 163-174.

[105] Komers R, Oyama T T, Beard D R, Tikellis C, Xu B, Lotspeich D F, Anderson S. Rho kinase inhibition protects kidneys from diabetic nephropathy without reducing blood pressure [J]. Kidney International, 2011 (79): 432-442.

[106] Kikuchi Y, Yamada M, Imakiire T, Kushiyama T, Higashi K, Hyodo N, Yamamoto K, Oda T, Suzuki S, Miura S. A Rho-kinase inhibitor, fasudil, prevents development of diabetes and nephropathy in insulin-

resistant diabetic rats [J]. The Journal of Endocrinology, 2007 (192): 595 – 603.

[107] Gojo A, Utsunomiya K, Taniguchi K, Yokota T, Ishizawa S, Kanazawa Y, Kurata H, Tajima N. The Rho-kinase inhibitor, fasudil, attenuates diabetic nephropathy in streptozotocin-induced diabetic rats [J]. Eur J Pharmacol, 2007 (568): 242 – 247.

[108] Kolavennu V, Zeng L, Peng H, Wang Y, Danesh F R. Targeting of RhoA/ROCK signaling ameliorates progression of diabetic nephropathy independent of glucose control [J]. Diabetes, 2008 (57): 714 – 723.

[109] Peng F, Wu D, Gao B, Ingram A J, Zhang B, Chorneyko K, McKenzie R, Krepinsky J C. RhoA/Rho-kinase contribute to the pathogenesis of diabetic renal disease [J]. Diabetes, 2008 (57): 1683 – 1692.

[110] Somlyo A P, Somlyo A V. Signal transduction through the RhoA/Rho-kinase pathway in smooth muscle [J]. J Muscle Res Cell Motil, 2004 (25): 613 – 615.

[111] LoGrasso P V, Feng Y. Rho kinase (ROCK) inhibitors and their application to inflammatory disorders [J]. Curr Top Med Chem, 2009 (9): 704 – 723.

[112] Kumar A, Takada Y, Boriek A M, Aggarwal B B. Nuclear factor-kappa B: its role in health and disease [J]. Journal of Molecular Medicine, 2004 (82): 434 – 448.

[113] Yang W S, Seo J W, Han N J, Choi J, Lee K U, Ahn H, Lee S K, Park S K. High glucose-induced NF-kappa B activation occurs via tyrosine phosphorylation of I kappa B alpha in human glomerular endothelial cells: involvement of syk tyrosine kinase [J]. Am J Physiol Renal Physiol, 2008 (294): F1065 – F1075.

[114] Ozawa Y, Kobori H. Crucial role of Rho-nuclear factor-kappa B axis in angiotensin Ⅱ-induced renal injury [J]. Am J Physiol-Renal, 2007 (293): F100 – F109.

[115] Shimada H, Rajagopalan L E. Rho kinase-2 activation in human endothelial cells drives lysophosphatidic acid-mediated expression of cell adhesion molecules via NF-kappa B p65 [J]. J Biol Chem, 2010 (285): 12536 – 12542.

[116] Shimizu S, Tahara M, Ogata S, Hashimoto K, Morishige K, Tasaka K,

Murata Y. Involvement of nuclear factor-κB activation through RhoA/Rho-kinase pathway in LPS-induced IL-8 production in human cervical stromal cells [J]. Mol Hum Reprod, 2007 (13): 181 – 187.

[117] Bunting K, Rao S, Hardy K, Woltring D, Denyer G S, Wang J, Gerondakis S, Shannon M F. Genome-wide analysis of gene expression in T cells to identify targets of the NF-kappa B transcription factor c-Rel [J]. J Immunol, 2007 (178): 7097 – 7109.

[118] Chow F Y, Nikolic-Paterson D J, Ozols E, Atkins R C, Tesch G H. Intercellular adhesion molecule-1 deficiency is protective against nephropathy in type 2 diabetic *db/db* mice [J]. J Am Soc Nephrol, 2005 (16): 1711 – 1722.

[119] Sharma K, Jin Y, Guo J, Ziyadeh F N. Neutralization of TGF-beta by anti-TGF-beta antibody attenuates kidney hypertrophy and the enhanced extracellular matrix gene expression in STZ-induced diabetic mice [J]. Diabetes, 1996 (45): 522 – 530.

[120] Murphy M, Docherty N G, Griffin B, Howlin J, McArdle E, McMahon R, Schmid H, Kretzler M, Droguett A, Mezzano S, Brady H R, Furlong F, Godson C, Martin F. IHG-1 amplifies TGF-beta1 signaling and is increased in renal fibrosis [J]. J Am Soc Nephrol, 2008 (19): 1672 – 1680.

[121] Wang A, Ziyadeh F N, Lee E Y, Pyagay P E, Sung S H, Sheardown S A, Laping N J, Chen S. Interference with TGF-beta signaling by Smad3-knockout in mice limits diabetic glomerulosclerosis without affecting albuminuria [J]. American Journal of Physiology. Renal Physiology, 2007 (293): F1657 – F1665.

[122] Mason R M, Wahab N A. Extracellular matrix metabolism in diabetic nephropathy [J]. J Am Soc Nephrol, 2003 (14): 1358 – 1373.

[123] Komers R, Oyama T T, Beard D R, Tikellis C, Xu B, Lotspeich D F, Anderson S. Rho kinase inhibition protects kidneys from diabetic nephropathy without reducing blood pressure [J]. Kidney International, 2011 (79): 432 – 442.

[124] Bach L A. Rho kinase inhibition: a new approach for treating diabetic nephropathy [J]. Diabetes, 2008 (57): 532 – 533.

[125] Herve J C, Bourmeyster N, Sarrouilhe D, Duffy H S. Gap junctional

complexes: from partners to functions [J]. Progress in Biophysics and Molecular Biology, 2007 (94): 29 – 65.

[126] Saez J C, Berthoud V M, Branes M C, Martinez A D, Beyer E C. Plasma membrane channels formed by connexins: their regulation and functions [J]. Physiological Reviews, 2003 (83): 1359 – 1400.

[127] Caspar D L, Goodenough D A, Makowski L, Phillips W C, Gap junction structures. I. Correlated electron microscopy and X-ray diffraction [J]. The Journal of Cell Biology, 1977 (74): 605 – 628.

[128] Makowski L, Caspar D L, Phillips W C, Goodenough D A. Gap junction structures. II. Analysis of the x-ray diffraction data [J]. The Journal of Cell Biology, 1977 (74): 629 – 645.

[129] Saez J C, Connor J A, Spray D C, Bennett M V. Hepatocyte gap junctions are permeable to the second messenger, inositol 1, 4, 5-trisphosphate, and to calciumions [J]. Proceedings of the National Academy of Sciences of the United States of America, 1989 (86): 2708 – 2712.

[130] Spray D C, Stern J H, Harris A L, Bennett M V. Gap junctional conductance: comparison of sensitivities to H and Ca ions [J]. Proceedings of the National Academy of Sciences of the United States of America, 1982 (79): 441 – 445.

[131] Ebihara L. New roles for connexons [J]. News in Physiological Sciences [J]. 2003 (18): 100 – 103.

[132] Spray D C, Ye Z C, Ransom B R. Functional connexin "hemichannels": a critical appraisal [J]. Glia, 2006 (54): 758 – 773.

[133] Unwin P N, Ennis P D. Two configurations of a channel-forming membrane protein [J]. Nature, 1984 (307): 609 – 613.

[134] Bao L, Sachs F, Dahl G. Connexins are mechanosensitive [J]. American Journal of Physiology. Cell Physiology, 2004 (287): C1389 – C1395.

[135] John S A, Kondo R, Wang S Y, Goldhaber J I, Weiss J N. Connexin 43 hemichannels opened by metabolic inhibition [J]. The Journal of Biological Chemistry, 1999 (274): 236 – 240.

[136] Qu Y, Dahl G. Function of the voltage gate of gap junction channels: selective exclusion of molecules [J]. Proceedings of the National Academy of Sciences of the United States of America, 2002 (99): 697 – 702.

[137] Rackauskas M, Verselis V K, Bukauskas F F. Permeability of homotypic

and heterotypic gap junction channels formed of cardiac connexins mCx30.2, Cx40, Cx43, and Cx45 [J]. American Journal of Physiology. Heart & Circulatory Physiology, 2007 (293): H1729-H1736.

[138] Saffitz J E, Laing J G, Yamada K A. Connexin expression and turnover: implications for cardiac excitability [J]. Circulation Research, 2000 (86): 723-728.

[139] Silverstein D M, Thornhill B A, Leung J C, Vehaskari V M, Craver R D, Trachtman H A, Chevalier R L. Expression of connexins in the normal and obstructed developing kidney [J]. Pediatric Nephrology, 2003 (18): 216-224.

[140] Elfgang C, Eckert R, Lichtenberg-Frate H, Butterweck A, Traub O, Klein R A, Hulser D F, Willecke K. Specific permeability and selective formation of gap junction channels in connexin-transfected HeLa cells [J]. The Journal of Cell Biology, 1995 (129): 805-817.

[141] Hanner F, Sorensen C M, Holstein-Rathlou N H, Peti-Peterdi J. Connexins and the kidney [J]. American Journal of Physiology Regulatory Integrative and Comparative Physiology, 2010 (298): R1143-R1155.

[142] Zhang X, Chen X, Wu D, Liu W, Wang J, Feng Z, Cai G, Fu B, Hong Q, Du J. Downregulation of connexin 43 expression by high glucose induces senescence in glomerular mesangial cells [J]. Journal of the American Society of Nephrology: JASN, 2006 (17): 1532-1542.

[143] Trosko J E, Chang C C, Wilson M R, Upham B, Hayashi T, Wade M. Gap junctions and the regulation of cellular functions of stem cells during development and differentiation [J]. Methods, 2000 (20): 245-264.

[144] Meda P. The role of gap junction membrane channels in secretion and hormonal action [J]. Journal of Bioenergetics and Biomembranes, 1996 (28): 369-377.

[145] Haefliger J A, Demotz S, Braissant O, Suter E, Waeber B, Nicod P, Meda P. Connexins 40 and 43 are differentially regulated within the kidneys of rats with renovascular hypertension [J]. Kidney International, 2001 (60): 190-201.

[146] Li A F, Sato T, Haimovici R, Okamoto T, Roy S. High glucose alters connexin 43 expression and gap junction intercellular communication activity in retinal pericytes [J]. Investigative Ophthalmology & Visual Science,

2003 (44): 5376 -5382.

[147] Jansen J A, van Veen T A, Jong S. de, van der Nagel R, van Stuijvenberg L, Driessen H, Labzowski R, Oefner C M, Bosch A A, Nguyen T Q, Goldschmeding R, Vos M A, de Bakker J M, van Rijen H V. Reduced Cx43 expression triggers increased fibrosis due to enhanced fibroblast activity [J]. Circulation Arrhythmia and Electrophysiology, 2012 (5): 380 -390.

[148] Jansen J A, Noorman M, Musa H, Stein M, de Jong S, van der Nagel R, Hund T J, Mohler P J, Vos M A, van Veen T A, de Bakker J M, Delmar M, van Rijen H V. Reduced heterogeneous expression of Cx43 results in decreased Nav1.5 expression and reduced sodium current that accounts for arrhythmia vulnerability in conditional Cx43 knockout mice [J]. Heart Rhythm: the Official Journal of the Heart Rhythm Society, 2012 (9): 600 -607.

[149] Wagner C. Function of connexins in the renal circulation [J]. Kidney International, 2008 (73): 547 -555.

[150] Figueroa X F, Duling B R. Gap junctions in the control of vascular function [J]. Antioxidants & Redox Signaling, 2009 (11): 251 -266.

[151] Segal S S. Regulation of blood flow in the microcirculation [J]. Microcirculation, 2005 (12): 33 -45.

[152] Inoguchi T, Ueda F, Umeda F, Yamashita T, Nawata H. Inhibition of intercellular communication via gap junction in cultured aortic endothelial cells by elevated glucose and phorbol ester [J]. Biochemical and Biophysical Research Communications, 1995 (208): 492 -497.

[153] Kuroki T, Inoguchi T, Umeda F, Ueda F, Nawata H. High glucose induces alteration of gap junction permeability and phosphorylation of connexin 43 in cultured aortic smooth muscle cells [J]. Diabetes, 1998 (47): 931-936.

[154] Evans W H, Martin P E. Gap junctions: structure and function (Review) [J]. Mol Membr Biol, 2002 (19): 121 -136.

[155] Yao J, Zhu Y, Morioka T, Oite T, Kitamura M. Pathophysiological roles of gap junction in glomerular mesangial cells [J]. J Membr Biol, 2007 (217): 123 -130.

[156] Zhang X, Chen X, Wu D, Liu W, Wang J, Feng Z, Cai G, Fu B,

Hong Q, Du J. Downregulation of connexin 43 expression by high glucose induces senescence in glomerular mesangial cells [J]. J Am Soc Nephrol, 2006 (17): 1532-1542.

[157] Sawai K, Mukoyama M, Mori K, Yokoi H, Koshikawa M, Yoshioka T, Takeda R, Sugawara A, Kuwahara T, Saleem M A, Ogawa O, Nakao K. Redistribution of connexin 43 expression in glomerular podocytes predicts poor renal prognosis in patients with type 2 diabetes and overt nephropathy [J]. Nephrol Dial Transplant, 2006 (21): 2472-2477.

[158] Takenaka T, Inoue T, Okada H, Ohno Y, Miyazaki T, Chaston D J, Hill C E, Suzuki H. Altered gap junctional communication and renal haemodynamics in Zucker fatty rat model of type 2 diabetes [J]. Diabetologia, 2011 (54): 2192-2201.

[159] Liu L, Hu X, Cai G Y, Lv Y, Zhuo L, Gao J J, Cui S Y, Feng Z, Fu B, Chen X M. High glucose-induced hypertrophy of mesangial cells is reversed by connexin 43 overexpression via PTEN/Akt/mTOR signaling [J]. Nephrol Dial Transplant, 2012 (27): 90-100.

[160] Li A F, Roy S. High glucose-induced downregulation of connexin 43 expression promotes apoptosis in microvascular endothelial cells [J]. Investigative Ophthalmology & Visual Science, 2009 (50): 1400-1407.

[161] Giepmans B N. Role of connexin 43-interacting proteins at gap junctions [J]. Adv Cardiol, 2006 (42): 41-56.

[162] Giepmans B N, Hengeveld T, Postma F R, Moolenaar W H. Interaction of c-Src with gap junction protein connexin 43. Role in the regulation of cell-cell communication [J]. J Biol Chem, 2001 (276): 8544-8549.

[163] Gilleron J, Fiorini C, Carette D, Avondet C, Falk M M, Segretain D, Pointis G. Molecular reorganization of Cx 43, Zo-1 and Src complexes during the endocytosis of gap junction plaques in response to a non-genomic carcinogen [J]. Journal of Cell Science, 2008 (121): 4069-4078.

[164] Suzaki Y, Yoshizumi M, Kagami S, Nishiyama A, Ozawa Y, Kyaw M, Izawa Y, Kanematsu Y, Tsuchiya K, Tamaki T. BMK1 is activated in glomeruli of diabetic rats and in mesangial cells by high glucose conditions [J]. Kidney Int, 2004 (65): 1749-1760.

[165] Mima A, Abe H, Nagai K, Arai H, Matsubara T, Araki M, Torikoshi K, Tominaga T, Iehara N, Fukatsu A, Kita T, Doi T. Activation of Src

mediates PDGF-induced Smad1 phosphorylation and contributes to the progression of glomerulosclerosis in glomerulonephritis [J]. PloS one, 2011 (6): e17929.

[166] Xie X, Peng J, Huang K, Huang J, Shen X, Liu P, Huang H. Polydatin ameliorates experimental diabetes-induced fibronectin through inhibiting the activation of NF-kappa B signaling pathway in rat glomerular mesangial cells [J]. Mol Cell Endocrinol, 2012 (362): 183-193.

[167] Yun S P, Park S S, Ryu J M, Park J H, Kim M O, Lee J H, Han H J. Mechanism of PKA-dependent and lipid-raft independent stimulation of connexin 43 expression by oxytoxin in mouse embryonic stem cells [J]. Molecular Endocrinology, 2012 (26): 1144-1157.

[168] Alonso F, Krattinger N, Mazzolai L, Simon A, Waeber G, Meda P, Haefliger J A. An angiotensin II- and NF-kappa B-dependent mechanism increases connexin 43 in murine arteries targeted by renin-dependent hypertension [J]. Cardiovasc Res, 2010 (87): 166-176.

[169] Zhao Y, Rivieccio M A, Lutz S, Scemes E, Brosnan C F. The TLR3 ligand poly I : C downregulates connexin 43 expression and function in astrocytes by a mechanism involving the NF-kappa B and PI3 kinase pathways [J]. Glia, 2006 (54): 775-785.

[170] Mima A, Abe H, Nagai K, Arai H, Matsubara T, Araki M, Torikoshi K, Tominaga T, Iehara N, Fukatsu A, Kita T, Doi T. Activation of Src mediates PDGF-induced smad1 phosphorylation and contributes to the progression of glomerulosclerosis in glomerulonephritis [J]. PLoS One, 2011 (6): 153-158.

[171] Lau A F. c-Src: bridging the gap between phosphorylation and acidification-induced gap junction channel closure [J]. Sci STKE, 2005 (25): 33.

[172] Giepmans B N G, Hengeveld T, Postma F R, Moolenaar W H. Interaction of c-Src with gap junction protein connexin 43. Role in the regulation of cell-cell communication [J]. J Biol Chem, 2001 (276): 8544-8549.

[173] Gangoso E, Herrero-Gonzalez S, Giaume C, Naus C, Medina J M, Tabernero A. connexin 43 inhibits the oncogenic activity of c-Src in C6 glioma cells [J]. Febs J, 2011 (278): 456-456.

[174] Huang W C, Chen J J, Chen C C. c-Src-dependent tyrosine phosphorylation of IKK beta is involved in tumor necrosis factor-alpha-

induced intercellular adhesion molecule-1 expression [J]. J Biol Chem, 2003 (278): 9944 – 9952.

[175] Fan C G, Li Q, Ross D, Engelhardt J F. Tyrosine phosphorylation of IκBx alpha activates NF-κB through a redox-regulated and c-Src-dependent mechanism following hypoxia/reoxygenatio [J]. J Biol Chem, 2003 (278): 2072 – 2080.

[176] Kumar A, Takada Y, Boriek A M, Aggarwal B B. Nuclear factor-kappa B: its role in health and disease [J]. J Mol Med-Jmm, 2004 (82): 434 – 448.

[177] Bui N T, Livolsi A, Peyron J F, Prehn J H M. Activation of nuclear factor kappa B and bcl-x survival gene expression by nerve growth factor requires tyrosine phosphorylation of I kappa B alpha [J]. J Cell Biol, 2001 (152): 753 – 763.

[178] Valle-Casuso J C, Gonzalez-Sanchez A, Medina J M, Tabernero A. HIF-1 and c-Src mediate increased glucose uptake induced by endothelin-1 and connexin 43 in astrocytes [J]. PLoS One, 2012 (7): 432 – 439.

[179] Jansen J A, van Veen T A, de Jong S, van der Nagel R, Driessen H E, Labzowski R P, Bosch A A, Oefner C M, Vos M A, de Bakker J M, van Rijen H V. Reduced Cx43 expression leads to increased fibrosis and pro-arrhythmia due to enhanced fibroblast activity in aged and pressure overloaded mice [J]. Circulation, 2010 (122): 345 – 354.

[180] Koval M, Billaud M, Straub A C, Johnstone S R, Zarbock A, Duling B R, Isakson B E. Spontaneous lung dysfunction and fibrosis in mice lacking connexin 40 and endothelial cell connexin 43 [J]. American Journal of Pathology, 2011 (178): 2536 – 2546.

[181] Xie X, Lan T, Chang X, Huang K, Huang J, Wang S, Chen C, Shen X, Liu P, Huang H. Connexin 43 mediates NF-kappa B signalling activation induced by high glucose in GMCs: involvement of c-Src [J]. Cell Communication and Signaling: CCS, 2013 (11): 38.

[182] Anderson S C, Stone C, Tkach L, Sundarraj N. Rho and Rho-kinase (ROCK) signaling in adherens and gap junction assembly in corneal epithelium [J]. Investigative Ophthalmology & Visual Science, 2002 (43): 978 – 986.

[183] Ponsaerts R, D'Hondt C, Hertens F, Parys J B, Leybaert L, Vereecke J,

Himpens B, Bultynck G. RhoA GTPase switch controls Cx43-hemichannel activity through the contractile system [J]. PloS one, 2012 (7): e42074.

[184] Suh H N, Kim M O, Han H J. Laminin-111 stimulates proliferation of mouse embryonic stem cells through a reduction of gap junctional intercellular communication via RhoA-mediated Cx43 phosphorylation and dissociation of Cx43/ZO-1/drebrin complex [J]. Stem Cells and Development, 2012 (21): 2058-2070.

[185] Kimura K, Ito M, Amano M, Chihara K, Fukata Y, Nakafuku M, Yamamori B, Feng J, Nakano T, Okawa K, Iwamatsu A, Kaibuchi K. Regulation of myosin phosphatase by Rho and Rho-associated kinase (Rho-kinase) [J]. Science, 1996 (273): 245-248.

[186] Etienne-Manneville S, Hall A. Rho GTPases in cell biology [J]. Nature, 2002 (420): 629-635.

[187] Hall A. Ras-related GTPases and the cytoskeleton [J]. Molecular Biology of the Cell, 1992 (3): 475-479.

[188] Mackay D J, Hall A. Rho GTPases [J]. The Journal of Biological Chemistry, 1998 (273): 20685-20688.

[189] Ridley A J. Rho family proteins and regulation of the actin cytoskeleton [J]. Progress in Molecular and Subcellular Biology, 1999 (22): 1-22.

[190] Giepmans B N. Gap junctions and connexin-interacting proteins [J]. Cardiovascular Research, 2004 (62): 233-245.

[191] Derangeon M, Bourmeyster N, Plaisance I, Pinet-Charvet C, Chen Q, Duthe F, Popoff M R, Sarrouilhe D, Herve J C. RhoA GTPase and F-actin dynamically regulate the permeability of Cx43-made channels in rat cardiac myocytes [J]. The Journal of Biological Chemistry, 2008 (283): 30754-30765.

[192] Hunter A W, Barker R J, Zhu C, Gourdie R G. Zonula occludens-1 alters connexin 43 gap junction size and organization by influencing channel accretion [J]. Molecular Biology of the Cell, 2005 (16): 5686-5698.

[193] Segretain D, Fiorini C, Decrouy X, Defamie N, Prat J R, Pointis G. A proposed role for ZO-1 in targeting connexin 43 gap junctions to the endocytic pathway [J]. Biochimie, 2004 (86): 241-244.

[194] Singh D, Solan J L, Taffet S M, Javier R, Lampe P D. Connexin 43 interacts with zona occludens-1 and -2 proteins in a cell cycle stage-specific

manner [J]. The Journal of Biological Chemistry, 2005 (280): 30416 – 30421.

[195] Toyofuku T, Yabuki M, Otsu K, Kuzuya T, Hori M, Tada M. Direct association of the gap junction protein connexin 43 with ZO-1 in cardiac myocytes [J]. The Journal of Biological Chemistry, 1998 (273): 12725 – 12731.

[196] Laing J G, Manley-Markowski R N, Koval M, Civitelli R, Steinberg T H. Connexin 45 interacts with zonula occludens-1 and connexin 43 in osteoblastic cells [J]. The Journal of Biological Chemistry, 2001 (276): 23051 – 23055.

[197] Tence M, Ezan P, Amigou E, Giaume C. Increased interaction of connexin 43 with zonula occludens-1 during inhibition of gap junctions by G protein-coupled receptor agonists [J]. Cell Signal, 2012 (24): 86 – 98.

[198] Zhu C, Barker R J, Hunter A W, Zhang Y, Jourdan J, Gourdie R G. Quantitative analysis of ZO-1 colocalization with Cx43 gap junction plaques in cultures of rat neonatal cardiomyocytes, microscopy and microanalysis: the official journal of Microscopy Society of America, Microbeam Analysis Society [J]. Microscopical Society of Canada, 2005 (11): 244 – 248.

[199] Barker R J, Price R L, Gourdie R G. Increased association of ZO-1 with connexin 43 during remodeling of cardiac gap junctions [J]. Circulation Research, 2002 (90): 317 – 324.

[200] Giepmans B N, Hengeveld T, Postma F R, Moolenaar W H. Interaction of c-Src with gap junction protein connexin 43. Role in the regulation of cell-cell communication [J]. The Journal of Biological Chemistry, 2001 (276): 8544 – 8549.

[201] Sorgen P L, Duffy H S, Sahoo P, Coombs W, Delmar M, Spray D C. Structural changes in the carboxyl terminus of the gap junction protein connexin 43 indicates signaling between binding domains for c-Src and zonula occludens-1 [J]. The Journal of Biological Chemistry, 2004 (279): 54695 – 54701.

[202] Gilleron J, Carette D, Fiorini C, Benkdane M, Segretain D, Pointis G. Connexin 43 gap junction plaque endocytosis implies molecular remodelling of ZO-1 and c-Src partners [J]. Communicative & Integrative Biology, 2009 (2): 104 – 106.

[203] Rouach N, Pebay A, Meme W, Cordier J, Ezan P, Etienne E, Giaume C, Tence M. S1P inhibits gap junctions in astrocytes: involvement of G and Rho GTPase/ROCK [J]. The European Journal of Neuroscience, 2006 (23): 1453 – 1464.

[204] Adler A I, Stevens R J, Manley S E, Bilous R W, Cull C A, Holman R R, Ukpds G. Development and progression of nephropathy in type 2 diabetes: the United Kingdom Prospective Diabetes Study (UKPDS 64) [J]. Kidney International, 2003 (63): 225 – 232.

[205] Bakris G L, Williams M, Dworkin L, Elliott W J, Epstein M, Toto R, Tuttle K, Douglas J, Hsueh W, Sowers J. Preserving renal function in adults with hypertension and diabetes: a consensus approach. National Kidney Foundation Hypertension and Diabetes Executive Committees Working Group [J]. Am J Kidney Dis, 2000 (36): 646 – 661.

[206] Wang P H, Lau J, Chalmers T C. Meta-analysis of effects of intensive blood-glucose control on late complications of type 1 diabetes [J]. Lancet, 1993 (341): 1306 – 1309.

[207] The Diabetes Control and Complications Trial Research Group. The effect of intensive treatment of diabetes on the development and progression of long-term complications in insulin-dependent diabetes mellitus [J]. N Engl J Med, 1993 (329): 977 – 986.

[208] Bakris G L, Toto R D, McCullough P A, Rocha R, Purkayastha D, Davis P, Investigators G S. Effects of different ACE inhibitor combinations on albuminuria: results of the GUARD study [J]. Kidney International, 2008 (73): 1303 – 1309.

[209] de Zeeuw D, Remuzzi G, Parving H H, Keane W F, Zhang Z, Shahinfar S, Snapinn S, Cooper M E, Mitch W E, Brenner B M. Proteinuria, a target for renoprotection in patients with type 2 diabetic nephropathy: lessons from RENAAL [J]. Kidney International, 2004 (65): 2309 – 2320.

[210] Brenner B M, Cooper M E, de Zeeuw D, Keane W F, Mitch W E, Parving H H, Remuzzi G, Snapinn S M, Zhang Z, Shahinfar S, Investigators R S. Effects of losartan on renal and cardiovascular outcomes in patients with type 2 diabetes and nephropathy [J]. N Engl J Med, 2001 (345): 861 – 869.

[211] Chartoumpekis D V, Kensler T W. New player on an old field; the keap1/

Nrf2 pathway as a target for treatment of type 2 diabetes and metabolic syndrome [J]. Current Diabetes Reviews, 2013 (9): 137-145.

[212] Moi P, Chan K, Asunis I, Cao A, Kan Y W. Isolation of NF-E2-related factor 2 (Nrf2), a NF-E2-like basic leucine zipper transcriptional activator that binds to the tandem NF-E2/AP1 repeat of the beta-globin locus control region [J]. Proceedings of the National Academy of Sciences of the United States of America, 1994 (91): 9926-9930.

[213] Shin D H, Park H M, Jung K A, Choi H G, Kim J A, Kim D D, Kim S G, Kang K W, Ku S K. Kensler T W, Kwak M K. The NRF2-heme oxygenase-1 system modulates cyclosporin A-induced epithelial-mesenchymal transition and renal fibrosis [J]. Free Radical Biology & Medicine, 2010 (48): 1051-1063.

[214] Jiang T, Huang Z, Lin Y, Zhang Z, Fang D, Zhang D D. The protective role of Nrf2 in streptozotocin-induced diabetic nephropathy [J]. Diabetes, 2010 (59): 850-860.

[215] Wu Q Q, Wang Y, Senitko M, Meyer C, Wigley W C, Ferguson D A, Grossman E, Chen J, Zhou X J, Hartono J, Winterberg P, Chen B, Agarwal A, Lu C Y. Bardoxolone methyl (BARD) ameliorates ischemic AKI and increases expression of protective genes Nrf2, PPARgamma, and HO-1 [J]. American Journal of Physiology-Renal Physiology, 2011 (300): F1180-F1192.

[216] Kim H J, Vaziri N D. Contribution of impaired Nrf2-keap1 pathway to oxidative stress and inflammation in chronic renal failure [J]. American Journal of Physiology-Renal Physiology, 2010 (298): F662-F671.

[217] Yoh K, Itoh K, Enomoto A, Hirayama A, Yamaguchi N, Kobayashi M, Morito N, Koyama A, Yamamoto M, Takahashi S. Nrf2-deficient female mice develop lupus-like autoimmune nephritis [J]. Kidney International, 2001 (60): 1343-1353.

[218] Yoh K, Hirayama A, Ishizaki K, Yamada A, Takeuchi M, Yamagishi S, Morito N, Nakano T, Ojima M, Shimohata H, Itoh K, Takahashi S, Yamamoto M. Hyperglycemia induces oxidative and nitrosative stress and increases renal functional impairment in Nrf2-deficient mice [J]. Genes to Cells: Devoted to Molecular & Cellular Mechanisms, 2008 (13): 1159-1170.

[219] Huang K, Huang J, Xie X, Wang S, Chen C, Shen X, Liu P, Huang H. Sirt1 resists advanced glycation end products-induced expressions of fibronectin and TGF-beta1 by activating the Nrf2/ARE pathway in glomerular mesangial cells [J]. Free Fadical Biology & Medicine, 2013 (65): 528 – 540.

[220] Soetikno V, Sari F R, Lakshmanan A P, Arumugam S, Harima M, Suzuki K, Kawachi H, Watanabe K. Curcumin alleviates oxidative stress, inflammation, and renal fibrosis in remnant kidney through the Nrf2-keap1 pathway [J]. Molecular Nutrition & Food Research, 2013 (57): 1649 – 1659.

[221] Ahad A, Ganai A A, Mujeeb M, Siddiqui W A. Ellagic acid, an NF-kappa B inhibitor, ameliorates renal function in experimental diabetic nephropathy [J]. Chemico-Biological Interactions, 2014 (219): 64 – 75.

[222] Kim J E, Lee M H, Nam D H, Song H K, Kang Y S, Lee J E, Kim H W, Cha J J, Hyun Y Y, Han S Y, Han K H, Han J Y, Cha D R. Celastrol, an NF-kappa B inhibitor, improves insulin resistance and attenuates renal injury in *db/db* mice [J]. PloS one, 2013 (8): e62068.

[223] Jiang Q, Liu P, Wu X, Liu W, Shen X, Lan T, Xu S, Peng J, Xie X, Huang H. Berberine attenuates lipopolysaccharide-induced extracelluar matrix accumulation and inflammation in rat mesangial cells: involvement of NF-kappa B signaling pathway [J]. Molecular and Cellular Endocrinology, 2011 (331): 34 – 40.

[224] Liu W, Zhang X, Liu P, Shen X, Lan T, Li W, Jiang Q, Xie X, Huang H. Effects of berberine on matrix accumulation and NF-kappa B signal pathway in alloxan-induced diabetic mice with renal injury [J]. European Journal of Pharmacology, 2010 (638): 150 – 155.

[225] Wu J, Guan T J, Zheng S, Grosjean F, Liu W, Xiong H, Gordon R, Vlassara H, Striker G E, Zheng F. Inhibition of inflammation by pentosan polysulfate impedes the development and progression of severe diabetic nephropathy in aging C57B6 mice [J]. Laboratory Investigation: A Journal of Technical Methods and Pathology, 2011 (91): 1459 – 1471.

[226] Hopper A H, Tindall H, Davies J A. Administration of aspirin-dipyridamole reduces proteinuria in diabetic nephropathy [J]. Nephrol Dial Transplant, 1989 (4): 140 – 143.

[227] Mulay S R, Gaikwad A B, Tikoo K. Combination of aspirin with telmisartan suppresses the augmented TGFbeta/smad signaling during the development of streptozotocin-induced type 1 diabetic nephropathy [J]. Chemico-Biological Interactions, 2010 (185): 137-142.

[228] Cheng H F, Wang C J, Moeckel G W, Zhang M Z, McKanna J A, Harris R C. Cyclooxygenase-2 inhibitor blocks expression of mediators of renal injury in a model of diabetes and hypertension [J]. Kidney International, 2002 (62): 929-939.

[229] Sasso F C, Marfella R, Pagano A, Porta G, Signoriello G, Lascar N, Minutolo R, Carbonara O, Persico M, Piscione F, De Nicola L, Torella R, Paolisso G. Lack of effect of aspirin in primary CV prevention in type 2 diabetic patients with nephropathy: results from 8 years follow-up of NID-2 study [J]. Acta Dabetologica, 2015 (52): 239-247.

[230] Gad H I. Does combined peroxisome proliferator-activated receptors-agonist and pravastatin therapy attenuate the onset of diabetes-induced experimental nephropathy [J]. Saudi Medical Journal, 2014 (35): 1339-1347.

[231] Okada-Iwabu M, Yamauchi T, Iwabu M, Honma T, Hamagami K, Matsuda K, Yamaguchi M, Tanabe H. Kimura-Someya T, Shirouzu M, Ogata H, Tokuyama K, Ueki K, Nagano T, Tanaka A, Yokoyama S, Kadowaki T. A small-molecule AdipoR agonist for type 2 diabetes and short life in obesity [J]. Nature, 2013 (503): 493-499.

[232] Nakamaki S, Satoh H, Kudoh A, Hayashi Y, Hirai H, Watanabe T. Adiponectin reduces proteinuria in streptozotocin-induced diabetic Wistar rats [J]. Experimental Biology and Medicine, 2011 (236): 614-620.

[233] Lampropoulou I T, Stangou M, Papagianni A, Didangelos T, Iliadis F, Efstratiadis G. TNF-α and microalbuminuria in patients with type 2 diabetes mellitus [J]. Journal of Diabetes Research, 2014 (2014): 394206.

[234] Navarro J F, Mora-Fernandez C. The role of TNF-alpha in diabetic nephropathy: pathogenic and therapeutic implications [J]. Cytokine & Growth Factor Reviews, 2006 (17): 441-450.

[235] Tian M L, Shen Y, Sun Z L, Zha Y. Efficacy and safety of combining pentoxifylline with angiotensin-converting enzyme inhibitor or angiotensin Ⅱ receptor blocker in diabetic nephropathy: a meta-analysis [J]. International Urology and Nephrology, 2015 (47): 815-822.

[236] Nagai K, Matsubara T, Mima A, Sumi E, Kanamori H, Iehara N, Fukatsu A, Yanagita M, Nakano T, Ishimoto Y, Kita T, Doi T, Arai H. Gas6 induces Akt/mTOR-mediated mesangial hypertrophy in diabetic nephropathy [J]. Kidney International, 2005 (68): 552-561.

[237] Yang Y, Wang J, Qin L, Shou Z, Zhao J, Wang H, Chen Y, Chen J. Rapamycin prevents early steps of the development of diabetic nephropathy in rats [J]. American Journal of Nephrology, 2007 (27): 495-502.

[238] Xiao T, Guan X, Nie L, Wang S, Sun L, He T, Huang Y, Zhang J, Yang K, Wang J, Zhao J. Rapamycin promotes podocyte autophagy and ameliorates renal injury in diabetic mice [J]. Molecular and Cellular Biochemistry, 2014 (394): 145-154.

[239] Park C W, Kim H W, Ko S H, Lim J H, Ryu G R, H W. Chung, Han S W, Shin S J, Bang B K, Breyer M D, Chang Y S. Long-term treatment of glucagon-like peptide-1 analog exendin-4 ameliorates diabetic nephropathy through improving metabolic anomalies in *db/db* mice [J]. Journal of the American Society of Nephrology: JASN, 2007 (18): 1227-1238.

[240] Heppner K M, Perez-Tilve D. GLP-1 based therapeutics: simultaneously combating T2DM and obesity [J]. Frontiers in Neuroscience, 2015 (9): 92.

[241] Mima A, Hiraoka-Yamomoto J, Li Q, Kitada M, Li C, Geraldes P, Matsumoto M, Mizutani K, Park K, Cahill C, Nishikawa S, Rask-Madsen C, King G L. Protective effects of GLP-1 on glomerular endothelium and its inhibition by PKCbeta activation in diabetes [J]. Diabetes, 2012 (61): 2967-2979.

[242] Graefe-Mody U, Friedrich C, Port A, Ring A, Retlich S, Heise T, Halabi A, Woerle H J. Effect of renal impairment on the pharmacokinetics of the dipeptidyl peptidase-4 inhibitor linagliptin [J]. Diabetes Obesity & Metabolism, 2011 (13): 939-946.

[243] Hattori S. Sitagliptin reduces albuminuria in patients with type 2 diabetes [J]. Endocrine Journal, 2011 (58): 69-73.

[244] Van Poppel P C, Netea M G, Smits P, Tack C J. Vildagliptin improves endothelium-dependent vasodilatation in type 2 diabetes [J]. Diabetes Care, 2011 (34): 2072-2077.

[245] Gallo L A, Wright E M, Vallon V. Probing SGLT2 as a therapeutic target

for diabetes: basic physiology and consequences [J]. Diabetes & Vascular Disease Research, 2015 (12): 78-89.

[246] Inzucchi S E, Zinman B, Wanner C, Ferrari R, Fitchett D, Hantel S, Espadero R M, Woerle H J, Broedl U C, Johansen O E. SGLT-2 inhibitors and cardiovascular risk: proposed pathways and review of ongoing outcome trials [J]. Diabetes & Vascular Disease Research, 2015 (12): 90-100.

[247] Bailey C J, Gross J L, Pieters A, Bastien A, List J F. Effect of dapagliflozin in patients with type 2 diabetes who have inadequate glycaemic control with metformin: a randomised, double-blind, placebo-controlled trial [J]. Lancet, 2010 (375): 2223-2233.

[248] Jones D. Diabetes field cautiously upbeat despite possible setback for leading SGLT2 inhibitor [J]. Nature Reviews Drug Discovery, 2011 (10): 645-646.

[249] Sterzel R B, Schulze-Lohoff E, Marx M. Cytokines and mesangial cells [J]. Kidney Int Suppl, 1993 (39): S26-31.

[250] Tack I, Elliot S J, Potier M, Rivera A, Striker G E, Striker L J. Autocrine activation of the IGF-I signaling pathway in mesangial cells isolated from diabetic NOD mice [J]. Diabetes, 2002 (51): 182-188.

[251] Steffes M W, Osterby R, Chavers B, Mauer S M. Mesangial expansion as a central mechanism for loss of kidney function in diabetic patients [J]. Diabetes, 1989 (38): 1077-1081.

[252] Striker L J, Doi T, Elliot S, Striker G E. The contribution of glomerular mesangial cells to progressive glomerulosclerosis [J]. Semin Nephrol, 1989 (9): 318-328.

[253] Young B A, Johnson R J, Alpers C E, Eng E, Gordon K, Floege J, Couser W G, Seidel K. Cellular events in the evolution of experimental diabetic nephropathy [J]. Kidney Int, 1995 (47): 935-944.

[254] Ha H, Kim K H. Pathogenesis of diabetic nephropathy: the role of oxidative stress and protein kinase C [J]. Diabetes Res Clin Pract, 1999 (45): 147-151.

[255] Pickup J C, Crook M A. Is type 2 diabetes mellitus a disease of the innate immune system [J]. Diabetologia, 1998 (41): 1241-1248.

[256] Schmid H, Boucherot A, Yasuda Y, Henger A, Brunner B, Eichinger F,

Nitsche A, Kiss E, Bleich M, Grone H J, Nelson P J, Schlondorff D, Cohen C D, Kretzler M, European Renal cDNA Bank (ERCB) Consortium. Modular activation of nuclear factor-kappa B transcriptional programs in human diabetic nephropathy [J]. Diabetes, 2006 (55): 2993 – 3003.

[257] Guijarro C, Kim Y, Kasiske B L, Massy Z A, O'Donnell M P, Kashtan C E, Keane W F. Central role of the transcription factor nuclear factor-kappa B in mesangial cell production of chemokines [J]. Contrib Nephrol, 1997 (120): 210 – 218.

[258] Park C W, Kim J H, Lee J H, Kim Y S, Ahn H J, Shin Y S, Kim S Y, Choi E J, Chang Y S, Bang B K. High glucose-induced intercellular adhesion molecule-1 (ICAM-1) expression through an osmotic effect in rat mesangial cells is PKC-NF-kappa B-dependent [J]. Diabetologia, 2000 (43): 1544 – 1553.

[259] Sligh J E Jr, Ballantyne C M, Rich S S, Hawkins H K, Smith C W, Bradley A, Beaudet A L. Inflammatory and immune responses are impaired in mice deficient in intercellular adhesion molecule 1 [J]. Proc Natl Acad Sci USA, 1993 (90): 8529 – 8533.

[260] Chow F Y, Nikolic-Paterson D J, Ozols E, Atkins R C, Tesch G H. Intercellular adhesion molecule-1 deficiency is protective against nephropathy in type 2 diabetic *db/db* mice [J]. Journal of the American Society of Nephrology: JASN, 2005 (16): 1711 – 1722.

[261] Okada S, Shikata K, Matsuda M, Ogawa D, Usui H, Kido Y, Nagase R, Wada J, Shikata Y, Makino H. Intercellular adhesion molecule-1-deficient mice are resistant against renal injury after induction of diabetes [J]. Diabetes, 2003 (52): 2586 – 2593.

[262] Sugimoto H, Shikata K, Hirata K, Akiyama K, Matsuda M, Kushiro M, Shikata Y, Miyatake N, Miyasaka M, Makino H. Increased expression of intercellular adhesion molecule-1 (ICAM-1) in diabetic rat glomeruli: glomerular hyperfiltration is a potential mechanism of ICAM-1 upregulation [J]. Diabetes, 1997 (46): 2075 – 2081.

[263] Corradetti R, Pugliese A M, Ropert N. The protein kinase C inhibitor 1-(5-isoquinolinesulphonyl)-2-methylpiperazine (H-7) disinhibits CA1 pyramidal cells in rat hippocampal slices [J]. Br J Pharmacol, 1989 (98):

1376-1382.

[264] Murphy M, Docherty N G, Griffin B, Howlin J, McArdle E, McMahon R, Schmid H, Kretzler M, Droguett A, Mezzano S, Brady H R, Furlong F, Godson C, Martin F. IHG-1 amplifies TGF-beta1 signaling and is increased in renal fibrosis [J]. Journal of the American Society of Nephrology: JASN, 2008 (19): 1672-1680.

[265] Nakamura T, Miller D, Ruoslahti E, Border W A. Production of extracellular matrix by glomerular epithelial cells is regulated by transforming growth factor-beta 1 [J]. Kidney Int, 1992 (41): 1213-1221.

[266] Evindar G, Bernier S G, Kavarana M J, Doyle E, Lorusso J, Kelley M S, Halley K, Hutchings A, Wright A D, Saha A K, Hannig G, Morgan B A, Westlin W F. Synthesis and evaluation of alkoxy-phenylamides and alkoxy-phenylimidazoles as potent sphingosine-1-phosphate receptor subtype-1 agonists [J]. Bioorg Med Chem Lett, 2009 (19): 369-372.

[267] Kim Y M, Sachs T, Asavaroengchai W, Bronson R, Sykes M. Graft-versus-host disease can be separated from graft-versus-lymphoma effects by control of lymphocyte trafficking with FTY720 [J]. The Journal of Clinical Investigation, 2003 (111): 659-669.

[268] Shankland S J, Scholey J W, Ly H, Thai K. Expression of transforming growth factor-beta 1 during diabetic renal hypertrophy [J]. Kidney Int, 1994 (46): 430-442.

[269] Lan Y, Zhou Q, Wu Z L. NF-kappa B involved in transcription enhancement of TGF-beta 1 induced by Ox-LDL in rat mesangial cells [J]. Chin Med J (Engl), 2004 (117): 225-230.

[270] Ritz E, Rychlik I, Locatelli F, Halimi S. End-stage renal failure in type 2 diabetes: a medical catastrophe of worldwide dimensions [J]. Am J Kidney Dis, 1999 (34): 795-808.

[271] Shannon H, Duffy H, Dahms W, Mayer L, Brillion D, Lackaye M, Whitehouse F, et al. Retinopathy and nephropathy in patients with type 1 diabetes four years after a trial of intensive therapy [J]. New Engl J Med, 2000 (342): 381-389.

[272] Hostetter T H. Prevention of end-stage renal disease due to type 2 diabetes [J]. New Engl J Med, 2001 (345): 910-912.

[273] Nakagawa O, Fujisawa K, Ishizaki T, Saito Y, Nakao K, Narumiya S.

ROCK-Ⅰ and ROCK-Ⅱ, two isoforms of Rho-associated coiled-coil forming protein serine/threonine kinase in mice [J]. FEBS Lett, 1996 (392): 189 – 193.

[274] Hirose A, Tanikawa T, Mori H, Okada Y, Tanaka Y. Advanced glycation end products increase endothelial permeability through the RAGE/Rho signaling pathway [J]. FEBS Lett, 2010 (584): 61 – 66.

[275] Reiniger N, Lau K, McCalla D, Eby B, Cheng B, Lu Y, Qu W, Quadri N, Ananthakrishnan R, Furmansky M, Rosario R, Song F, Rai V, Weinberg A, Friedman R, Ramasamy R, D'Agati V, Schmidt A M. Deletion of the receptor for advanced glycation end products reduces glomerulosclerosis and preserves renal function in the diabetic OVE26 mouse [J]. Diabetes, 2010 (59): 2043 – 2054.

[276] Zhang Y, Peng F, Gao B, Ingram A J, Krepinsky J C. Mechanical strain-induced RhoA activation requires NADPH oxidase-mediated ROS generation in caveolae [J]. Antioxid Redox Signal, 2010 (13): 959 – 973.

[277] Kawamura H, Yokote K, Asaumi S, Kobayashi K, Fujimoto M, Maezawa Y, Saito Y, Mori S. High glucose-induced upregulation of osteopontin is mediated via Rho/Rho kinase pathway in cultured rat aortic smooth muscle cells [J]. Arterioscler Thromb Vasc Biol, 2004 (24): 276 – 281.

[278] Galle J, Mameghani A, Bolz S S, Gambaryan S, Gorg M, Quaschning T, Raff U, Barth H, Seibold S, Wanner C, Pohl U. Oxidized LDL and its compound lysophosphatidylcholine potentiate Ang Ⅱ-induced vasoconstriction by stimulation of RhoA [J]. J Am Soc Nephrol, 2003 (14): 1471 – 1479.

[279] Seibold S, Schurle D, Heinloth A, Wolf G, Wagner M, Galle J. Oxidized LDL induces proliferation and hypertrophy in human umbilical vein endothelial cells via regulation of p27Kip1 expression: role of RhoA [J]. J Am Soc Nephrol, 2004 (15): 3026 – 3034.

[280] Kong W J, Wei J, Abidi P, Lin M H, Inaba S, Li C, Wang Y L, Wang Z Z, Si S Y, Pan H N, Wang S K, Wu J D, Wang Y, Li Z R, Liu J W, Jiang J D. Berberine is a novel cholesterol-lowering drug working through a unique mechanism distinct from statins [J]. Nat Med, 2004 (10): 1344 – 1351.

[281] Zhang Y F, Li X Y, Zou D J, Liu W, Yang J L, Zhu N, Huo L, Wang M A, Hong J, Wu P H, Ren G G, Ning G. Treatment of type 2 diabetes

and dyslipidemia with the natural plant alkaloid berberine [J]. J Clin Endocr Metab, 2008 (93): 2559 – 2565.

[282] Lee Y S, Kim W S, Kim K H, Yoon M J, Cho H J, Shen Y, Ye J M, Lee C H, Oh W K, Kim C T, Hohnen-Behrens C, Gosby A, Kraegen E W, James D E, Kim J B. Berberine, a natural plant product, activates AMP-activated protein kinase with beneficial metabolic effects in diabetic and insulin-resistant states [J]. Diabetes, 2006 (55): 2256 – 2264.

[283] Singh J, Kakkar P. Antihyperglycemic and antioxidant effect of Berberis aristata root extract and its role in regulating carbohydrate metabolism in diabetic rats [J]. J Ethnopharmacol, 2009 (123): 22 – 26.

[284] Jung H A, Yoon N Y, Bae H J, Min B S, Choi J S. Inhibitory activities of the alkaloids from coptidis rhizoma against aldose reductase [J]. Archives of Pharmacal Research, 2008 (31): 1405 – 1412.

[285] Liu W H, Hei Z Q, Nie H, Tang F T, Huang H Q, Li X J, Deng Y H, Chen S R, Guo, F F, Huang W G, Chen F Y, Liu P Q. Berberine ameliorates renal injury in streptozotocin-induced diabetic rats by suppression of both oxidative stress and aldose reductase [J]. Chinese Medical Journal, 2008 (121): 706 – 712.

[286] Liu W H, Liu P Q, Tao S, Deng Y H, Li X J, Lan T, Zhang X Y, Guo F F, Huang W G, Chen F Y, Huang H Q, Zhou S F. Berberine inhibits aldose reductase and oxidative stress in rat mesangial cells cultured under high glucose [J]. Archives of Biochemistry and Biophysics, 2008, 475 (2): 128 – 134.

[287] Liu W, Tang F, Deng Y, Li X, Lan T, Zhang X, Huang H, Liu P. Berberine reduces fibronectin and collagen accumulation in rat glomerular mesangial cells cultured under high glucose condition [J]. Molecular and Cellular Biochemistry, 2009 (325): 99 – 105.

[288] Liu W H, Zhang X Y, Liu P Q, Shen X Y, Lan T A, Li W Y, Jiang Q, Xie X, Huang H Q. Effects of berberine on matrix accumulation and NF-kappa B signal pathway in alloxan-induced diabetic mice with renal injury [J]. Eur J Pharmacol, 2010 (638): 150 – 155.

[289] Jiang Q, Liu P Q, Wu X Q, Liu W H, Shen X Y, Lan T A, Xu S W, Peng J, Xie X, Huang H Q. Berberine attenuates lipopolysaccharide-induced extracelluar matrix accumulation and inflammation in rat mesangial

cells: involvement of NF-kappa B signaling pathway [J]. Molecular and Cellular Endocrinology, 2011 (331): 34 – 40.

[290] Kikuchi Y, Yamada M, Imakfire T, Kushiyama T, Higashi K, Hyodo N, Yamamoto K, Oda T, Suzuki S, Miura S. A Rho-kinase inhibitor, fasudil, prevents development of diabetes and nephropathy in insulin-resistant diabetic rats [J]. J Endocrinol, 2007 (192): 595 – 603.

[291] Gojo A, Utsunomiya K, Taniguchi K, Yokota T, Ishizawa S, Kanazawa Y, Kurata H, Tajima N. The Rho-kinase inhibitor, fasudil, attenuates diabetic nephropathy in streptozotocin-induced diabetic rats [J]. European Journal of Pharmacology, 2007 (568): 242 – 247.

[292] Okada S, Shikita K, Ogawa D, Usui H, Matsuda M, Wada J, Makino H. Critical roles of macrophage in the progression of diabetic nephropathy revealed by ICAM-1 knockout mice [J]. Diabetes, 2001 (50): A63 – A64.

[293] Liu W H, Liu P Q, Tao S, Deng Y H, Li X J, Lan T, Zhang X Y, Guo F F, Huang W G, Chen F Y, Huang H Q, Zhou S F. Berberine inhibits aldose reductase and oxidative stress in rat mesangial cells cultured under high glucose [J]. Arch Biochem Biophys, 2008 (475): 128 – 134.

[294] Zhang Y, Peng F, Gao B, Ingram A J, Krepinsky A J. High glucose-induced RhoA activation requires caveolae and PKC beta 1-mediated ROS generation [J]. Am J Physiol-Renal, 2012 (302): F159 – F172.

[295] American Diabetes Association. Nutrition recommendations and principles for people with diabetes mellitus [J]. Diabetes Care, 2000 (23): S43 – S46.

[296] 刘红星. 糖尿病肾病饮食原则[J]. 人人健康, 2010 (7): 22.

[297] 鲁新红, 王松, 汪涛. 糖尿病肾病饮食治疗指南[J]. 糖尿病新世界, 2009 (3): 40 – 42.

[298] 王玉凤, 商敏. 糖尿病肾病饮食加强护理的作用[J]. 齐齐哈尔医学院学报, 2008, 29 (15): 1893 – 1894.

[299] 侯平安, 杨鑫淼. 糖尿病肾病患者的饮食护理. 实用医技杂志[J], 2002, 9 (10): 807 – 808.

[300] 贲曙萍, 熊德华, 秦婉玲. 糖尿病肾病饮食护理研究进展[J]. 护理研究, 2013, 27 (9): 772 – 774.

[301] 藏萍. 糖尿病肾病的饮食干预[J]. 临床护理杂志, 2010, 9 (6): 60 – 62.